子どもの「集中力」は食事で引き出せる

気を引き締める食 ゆるめる食の秘密

マクロウタセ代表
上原まり子

青春出版社

うちの子は、
「集中力が続かない」
「すぐに気が散る」
「落ち着かない」
……こんな悩みを抱えるお母さんたちへ。
集中力は、言われて簡単に身につくものでも、
我慢しながらつけるものでもありませんよね。
ガミガミ叱る、管理する、強制する……それよりも、
楽しくお子さんが変わっていくとっておきの方法が、おうちの中、
毎日の暮らしの中にありますよ。

はじめに

料理教室を２００６年に始めて、10年以上になります。
今は20代から60代の方まで様々な生徒さんがいらっしゃいますが、オープンして数年は小さなお子さんを持つお母さんたちがほとんどでした。
長期休みは、３歳から小学生の男女対象に子ども料理教室を開いてきました。

時々、２歳の子が熱烈なリクエストで参加してくれましたが、12歳までのクラスで一番集中力があり、熱心かつ上手だったのは２歳の男の子だった、なんてこともありました。子どもたちと一緒に料理をして気づくこと、学ぶこと、実にたくさんありました。

また、普段は（現在も）大人の女性にレッスンをしていますから、お母さんたちからお子さんやお孫さんの悩みや変化も常に耳にしております。

食事で、子どもたちは驚くほど変わる。

その効果を日々嬉しく感じています。

・不登校だった子が学校に行くようになった
・成績不振だった子が偏差値を10以上も上げて難関中学に合格
・塾に行かずに県トップの高校に合格
・子育てが楽になった、ダダをこねたり走り回ったりせず、いつも落ち着くようになった
・好きなことを自ら見つけ、集中してやるようになった
・興味のあることは積極的に調べたり覚えたりするようになった
・家庭での勉強は一日15分もしないが、授業で理解し、成績もよい
・忘れ物や落とし物が減った

空腹を満たす食、栄養を入れる食、おいしいと喜ばせる食……それだけでない。

子どもの力を自然に引き出し、最大限にそれを活用できるような食事作りと、選択のヒントをお母さんに学んでいただいたことで、子どもの体、心はぐんぐん変わっていったのです。

今回、本書では特に「集中力」を高める食について、東洋の陰陽《いんよう》思想、エネルギーを用いた、食べ物の「ゆるめる力」「引き締める力」というキーワードを軸にご紹介していきます。

食べ物の性質を知って、時と場合にあった選ぶ力をつけることで、新しいものの見方が手に入ります。

さあ、台所から親子で嬉しくなる革命を起こしてみませんか?

子どもの「集中力」は食事で引き出せる　目次

第2章 「気」のエネルギーを味方にする食べ方
――気を引き締める食・ゆるめる食とは

第3章 ［タイプ別］子どもが変わる！ 食生活のヒント
——カンシャク・くよくよ・神経質…お悩み別食事法

第4章 子どももママも幸せになる！ 台所からの子育て革命
——わが子の一生を決める！「食」を選ぶ力の育て方

付録 子どもが喜ぶ 集中力アップ 特選レシピ

カバーイラスト　佐藤香苗
本文イラスト　富永三紗子
本文デザイン・DTP　岡崎理恵
写真　杉本有里子

第1章

「集中力がなかなか続かない」のは、食べ物が原因だった

――「落ち着きがない」「ボーッとする」には理由《わけ》がある

気を引き締めたい時に、気をゆるめる食べ物を与えていませんか

野球部員が試合前に円陣を組んで、

「しまっていこう!!」

「お〜!!」

と気合を入れている……こんなシーンを見かけたことがありますよね。

「し（締）まっていこう」とか「し（締）まっていくぞ」と言いますが、一体、何を締めるのでしょう？

そう、「気」を引き締めるのですよね。

大事なことに挑む時、気をゆるめて成功することはありません。

気を引き締めて集中して、ことに当たるのです。

それなら、食べるものも、こんな時は「締める」力がしっかりあるものがいいですね。

それに気づかず、試合前に菓子パンや炭酸飲料を差し入れている人もいます。

お砂糖がいっぱいのふんわりしたパンは、気持ちもゆるみやすいもの。甘いものを食べるとほっとしますね。**砂糖にはリラックスする効果があることはよく知られていますが、エネルギー面から見ても、気をゆるめる働きがある**からです。試合の時はリラックスより集中したい！　この目的が大事ですね。

気を引き締めたい時のおすすめメニューは、おにぎりや太巻き。キュッとまとめるエネルギーで集中力もアップしますし、梅干しや昆布などの具もそれを助けてくれます。

梅干しはミネラルが豊富で疲労回復にも効果がありますし、梅干しを食べたら口をキュッとすぼませたくなるように、気を引き締める効果は想像しやすいでしょう。

実際、おにぎりなどご飯ものは消化もいいので、食べてすぐエネルギーになってくれますし、体が重くなってしまうこともないですね。

ご自宅で握ったものなら、中身を吟味してあるはずなので添加物や保存料の心配もなくなります。

梅干しは、ぜひ「塩、しそ、梅のみ」で作られた〝本物〟を選んでください。塩も、人工的に精製されていない「天然塩（自然塩）」がおすすめ。

いい塩や本物の梅干し、海苔《のり》などで勝利のおむすびを。

忙しいおうちでも、おにぎりならささっと用意してあげられますね。

大事な試合や勝負事には、気をゆるませるもの（甘いもの）より、気を引き締めるものが力となる。

気を引き締めたい時は、こんな食べ物を！

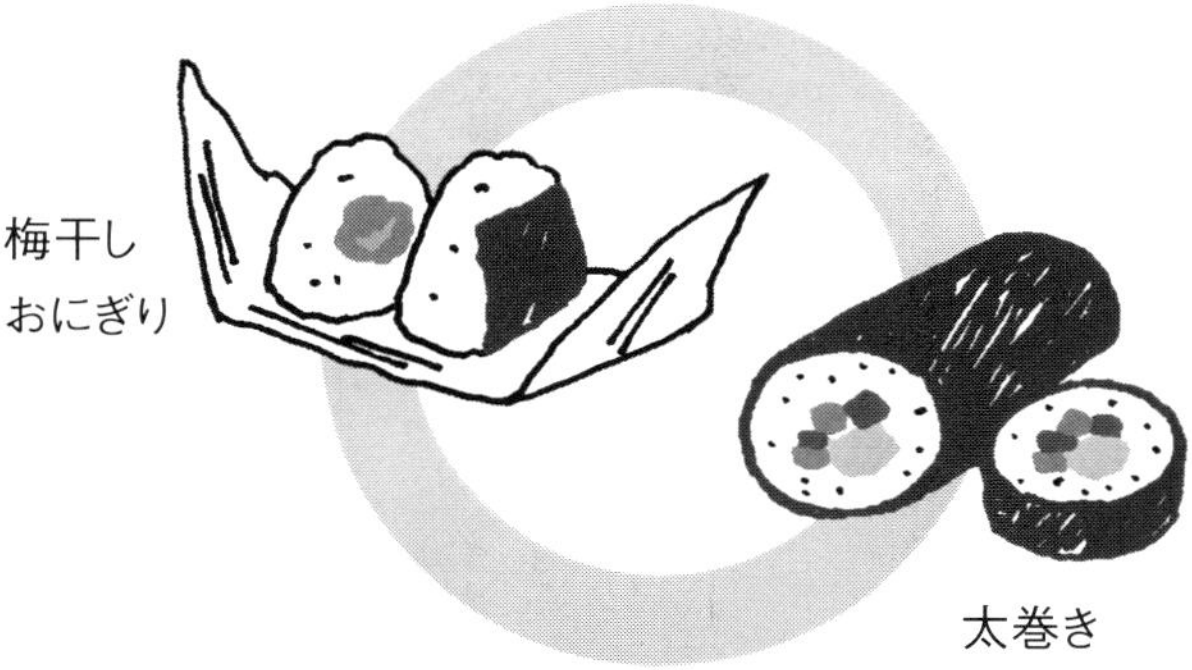

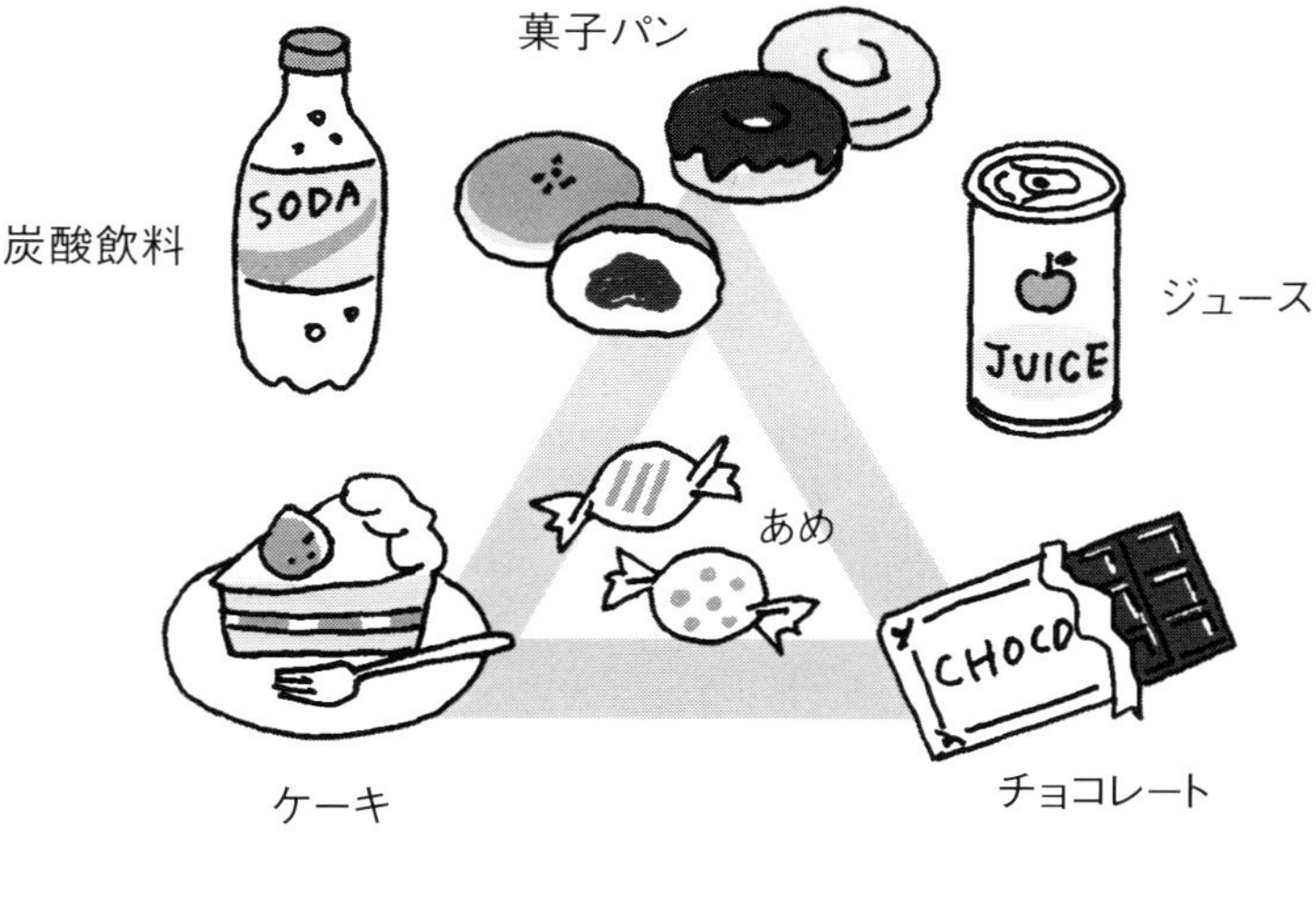

「落ち着きがない」はおやつが原因？

すぐにギャーッとなって癇癪《かんしゃく》を起こす。
落ち着きがなく、走り回る。
……こんな時、「落ち着きなさい」「静かにしなさい」と叱っても、逆効果。
収まるどころか、ますます激しくなりますよね。

この子どもの困った行動は、食事、特に、おやつを変えることで解決することが多いのです。
おやつにお菓子を食べすぎると、「砂糖」による血糖値の急激な上昇による興奮作用があること、また、砂糖は気をゆるめる拡散性のエネルギーを持つため、気が散りやすくなります。

「キレる」（怒る、感情が爆発する）も砂糖中毒から起こると言われています。

たくさんの砂糖をとって血糖値が急上昇すると、体は血糖値を下げようとするホルモンのインシュリンを過剰分泌し、低血糖となります。

血糖値の急降下が起こり、だるくなって集中力がなくなり、イライラしてくるのです。


「おやつ＝子どもが喜ぶ甘いもの」と思い込んでいませんか。

小さな子どもにとっては、おやつは食事と一緒です。

体が小さなうちは臓器も小さく、成長に必要な食べ物を一度にたくさんとることができません。

そこで、食事の回数を増やします。10時、15時のおやつタイムは食事と考えて用意してあげればいいのです。

こう考えると、**本来の子どものおやつは、お菓子である必要はありません。**

おにぎり、蒸したお芋《いも》、とうもろこし……そんなものをおやつに出してみると喜んで食べます。

親子で一緒に作るのも楽しいですよね。

おだんごやおはぎなら、ご飯（お米）や雑穀を使って自然な甘味を楽しみながら栄養もとれます。

お餅《もち》も元気が出て、よく噛めますし、いいおやつです。

玄米餅は栄養価が高く、風味もあるので人気です。

虫歯になるから甘いものは気をつける、というご家庭も増えていますが、砂糖の問題はほかにもありました。

気をゆるめる力が強く、心も体も疲れやすくなるのです。

ゆるめる＝集中力が途切れる。不注意でケガやトラブルにつながる。砂糖を消化するためにたくさんのミネラルを必要とするため骨が弱くなる（砂糖が多いと体内に貯蔵してあったミネラルを使わなくてはならない)。血液が酸性になり貧血を起こす。アレルギーや花粉症の原因にも……と言われています。

もちろん、おやつに食事以外のお菓子を楽しみたい時もあるでしょう。お出かけやお祝い事など特別な日もありますよね。

そんな時は優しい甘さのデザートを選ぶことができます。「優しい」とは、体にも心にも負担にならないもの、反動がこないものという意味です。

砂糖がたっぷりだと刺激が強く反動も大きいので、砂糖以外の甘味料を上手に使ったり、お砂糖の量を減らすなど、ご家庭でできることはいろいろあります。

基本の甘さ

穀物……米、雑穀、麦、そばなど

野菜……かぼちゃ、玉ねぎ、キャベツ、にんじん

芋……さつまいも（焼き芋、干し芋、ふかし芋など）

その他……栗、豆、旬の果物（果物は少量に）

デザートになる優しい甘味料

・甘酒……砂糖不使用、麹《こうじ》と米使用。特に、玄米甘酒は栄養価が高い。酒粕《さけかす》で作ったものでなく、麹のものはアルコールなし、砂糖も使われず小さなお子さんも安心。水で薄めて好みの甘さにできます。

・米飴《こめあめ》（米を発酵させた水飴）……玄米水飴はコクがあり栄養価も高い。黒蜜や蜂蜜のイメージで使える。お湯にとかせば飴湯に。

甘いもの＝砂糖、おやつ＝お菓子という概念は不要。自然な甘味を子どもは喜ぶ。

桃太郎の勝因は、お腰につけたアレにあった

私の料理教室で、きびだんごを作る実習があります。もっちり自然な甘味を楽しむおだんご作りが楽しく、皆さん、おうちに帰ってお子さんと作る方が多いのです。

「スナック菓子が好きなわが子も喜びました!」

「桃太郎のおだんご……と、うっとりしていました」

「幼稚園の差し入れに持っていくと、絵本では知っているけれどきびだんごを食べたことのない子が目をキラキラさせて集まります」

「桃太郎さん　桃太郎さん
お腰につけたきびだんご　一つわたしに　くださいな」

こんな歌でおなじみの桃太郎は、犬、猿、雉《きじ》を従えて、見事に鬼を退治することができました。

これ、きびだんごがいい役割を果たしたかもしれませんね！

きびは、全粒穀物。精製されておらず、穀物の栄養素がまるごと含まれています（白い米、粉、砂糖は精製をすることで外側の栄養のある部分を捨てており、ほとんど栄養が残っていません。全粒は、精製をしないため栄養価のある食材となります）。栄養価が高く、消化もよく、大変優れた食品です。

昔の人のおやつは、洋菓子ではなく、おむすび、おだんご、もち、など穀物を使ったものが主流でしたね。よく噛むと、じんわりとした甘味を感じられます。

砂糖は貴重品でしたから、穀物の自然な甘味を楽しんでいたのです（私の料理教室で作るきびだんごも、昔ながらの砂糖を使わないレシピです）。

きびだんごを食べて元気に鬼退治に出かけた桃太郎たち。これがもし……砂糖いっぱいのチョコレート、添加物いっぱいの駄菓子だったら、結果はどうだったでしょうか。

ゆるめる力が強い食品なので、負けていたかもしれません。な〜んてね。

古来、日本人が食べ続けてきた「穀物」の持つすごいパワー（栄養価が高い、自然なもの、生き生きしたエネルギーでいっぱい、まるごといただけるもの、土地のもの）に今こそ注目を。

東大生は和食党!?

東大生・東大出身者のインタビューやアンケート結果を見たり聞いたりすると、

「和食で育った」

「母の手作りが多かった」

「無添加主義だった」

というような回答が多く、健康志向のご家庭が多いのではないかなと想像できます。


料理教室にも、ご自身が東大出身という方や、ご兄弟が卒業されているという方もいらっしゃったので、たずねてみると、

・きんぴらが定番だった。兄はきんぴらごぼうの歌（自作、ヒットしていた歌謡

曲を替え歌にして）をよく歌っていた。
・ご飯が大好きで、朝は味噌汁とご飯が定番だった
・魚がよく出た。煮付けにして丸ごと骨まで食べるようなものが多かった
・あさりの酒蒸《さかむ》し、魚のホイル焼きなどあっさりめのものが多く、好んでよく食べた
・おばあちゃんが山でとった栗やフキが季節のご馳走《ちそう》だった。フキの煮物が好物
・よく、100回噛む、姿勢をよくして食べるようにと注意された

こんなお話がありました。

世界的にも和食はブームで、最近の研究で、医学・栄養学・脳科学などから伝統的な和食文化が再評価されているように、どうやら伝統的な和食と学力には大きな関係があるようですね。

日本人には、朝食はパンよりご飯、外国の野菜より日本の旬《しゅん》の野菜や魚、油こってりの揚げ物より煮物……という伝統的な和食が自然で、体に一番合っているの

かもしれません。

また、

「食事の時は背筋を伸ばしなさい」

「よく噛んで食べなさい」

というのは、昔から日本の家庭で言われてきた「食のしつけ」。

ただ、マナーだけの問題ではありません。健康にいいだけでもありません。

背筋を伸ばし、よく噛んで食べることが脳の活性化にいいと最近言われるようになりましたが、昔の日本人は経験的に知っていたんですね。

日本の和食文化が学力を伸ばす。

合格家庭は、なぜ「きんぴら」を作るのか

東大生や出身者は和食を好む人が多い、きんぴらは特に人気——。前項でも、きんぴらの歌を作るお兄ちゃんは東大に進学した、という生徒さんのお話をしました。

そういえば昔、『天才と、キンピラゴボウの作り方』という本を読みました。食事をとても大事にして育てられた著者の3人の息子さんは、国立大学や国費で海外留学をするなど優秀に育ったというお話でした。

私の息子もきんぴらが大好物。

好きな食べ物ベスト3は、きんぴら、昆布の煮物、ねぎ味噌。

見事にご飯に合うものなんですが、食べると体も整い、気持ちがとても満足するそうです。

試験前、試合の日、大事な発表がある日……こうした「集中力」を特に必要とする時には、きんぴらのパワーがとても役に立つはずです。

きんぴらで集中力アップの理由、それは……。


まず、材料のごぼうとにんじん。これらは根菜《こんさい》ですね。

根菜はその名の通り、土に深く根を張る力がありますので、地に足がつく、土台をしっかり作る、足腰を強くする食材です。

根菜は葉野菜に比べて栄養価が高いことはもちろんですが、**「陽性」**（後述）で**体を温め、引き締める作用がありますので、頭の血行をよくし、集中力を高めるにはもってこい**。


ただし、私の教室で作るきんぴらは、一般的なきんぴらと違い、みりんや酒、砂糖などは入れないのがポイントです。

なぜなら、**みりんや酒、砂糖などには気をゆるめる力がある**からです。

きんぴらが集中力アップに効く理由

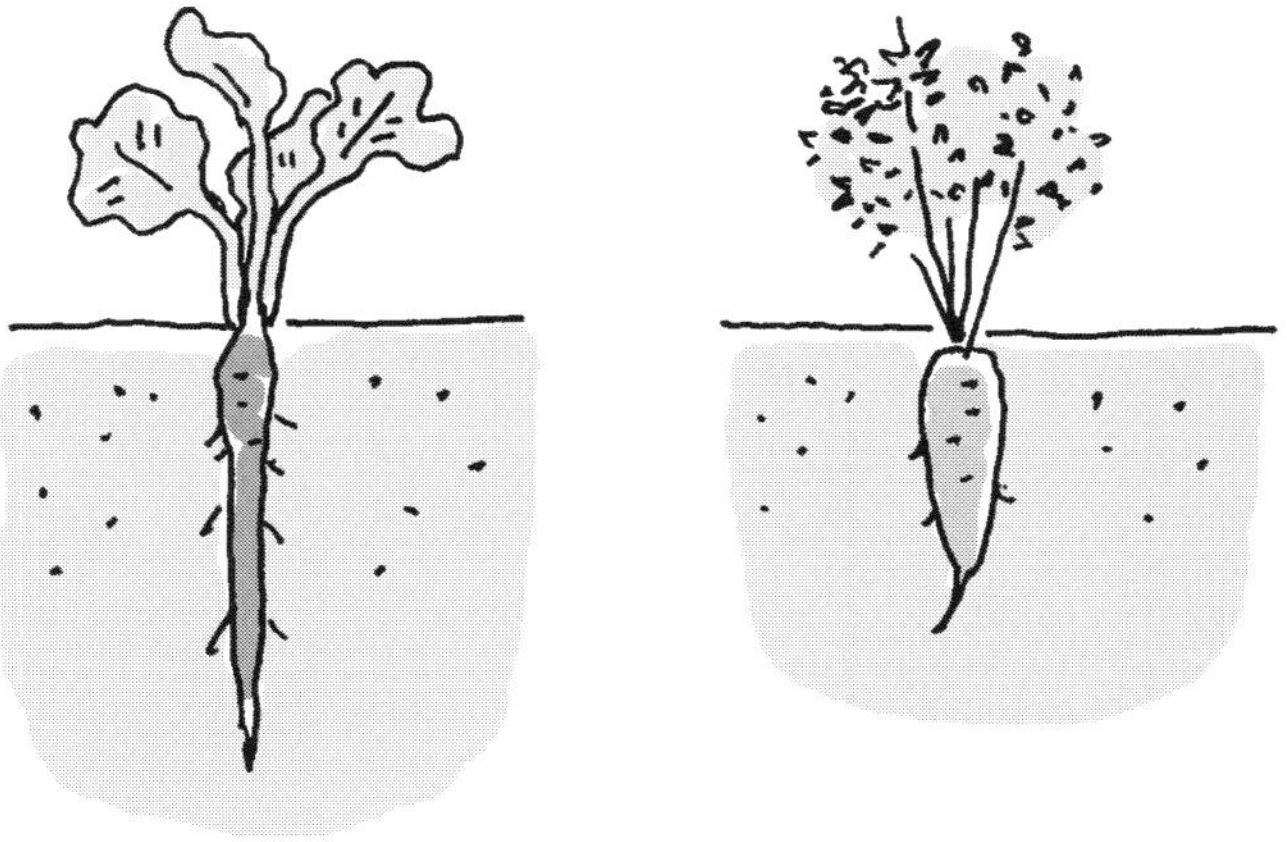

土に深く根を張る根菜は、
心身の土台となり、引き締める作用がある

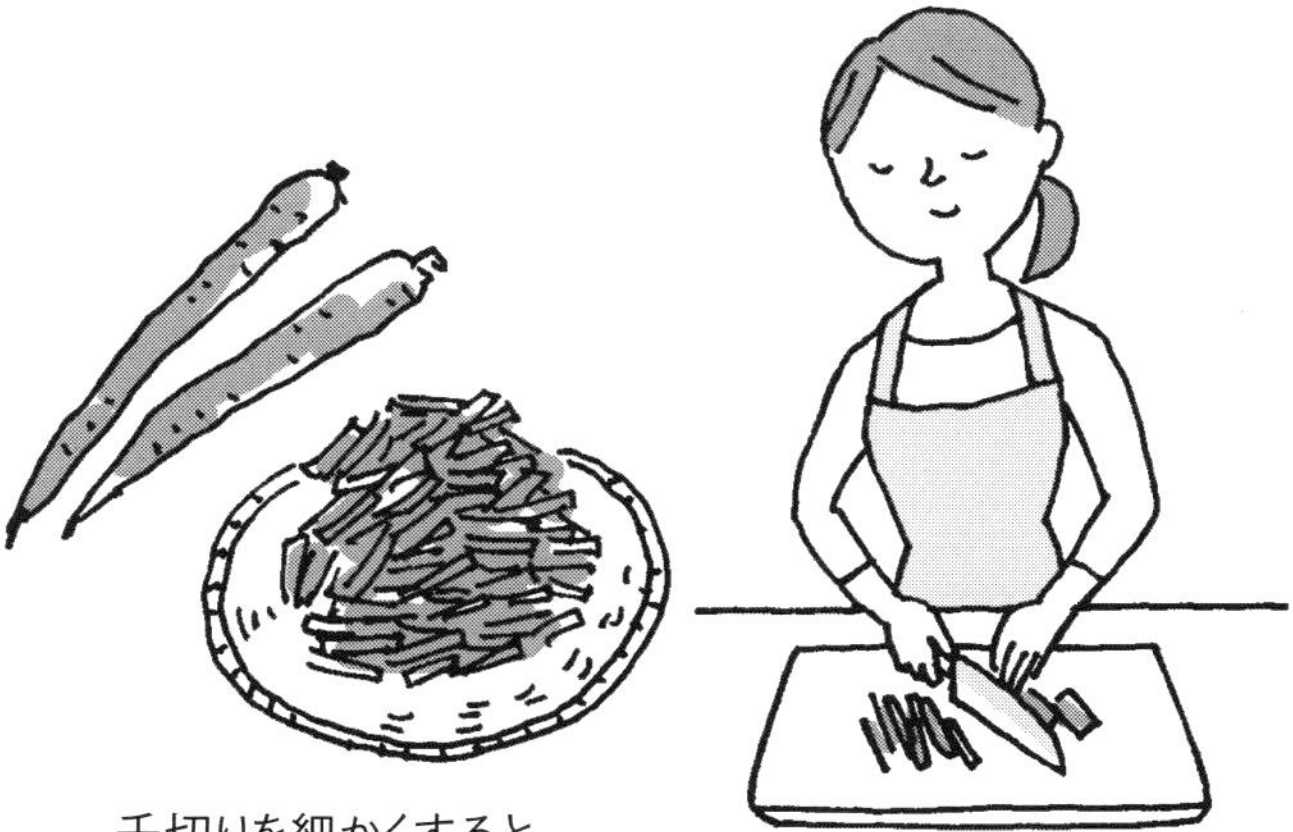

千切りを細かくすると
心が整う！　気《エネルギー》が入る！

調味料は、引き締める力のある醤油のみを使います。

醤油だけで味をつけると、しょっぱくなると思われるかもしれませんが、調理法に秘密があって、素材の旨味《うまみ》を引き出すため、複雑さや甘味まで感じるものに仕上げられます。

作り方は巻末の付録でご紹介しますが、丁寧に作ると、しょっぱい、ツンとした醤油味の煮物にはならず、甘さや深みまで引き出すことができます。

お料理は子育てに通じるところがあります。子どもの力を引き出すのと一緒です。少し時間をかけて、丁寧に、という工程がおいしくするコツです。

食材を「千切り《せんぎ》」にするのも重要です。

千切りとは、千回も自分の気を入れられる調理法。エネルギッシュな料理になります。

私の教室では「針のように細く」と言うのですが、**千切りを細かくすることに意識を向けると、それだけで心が整い、集中力が増す**ことが実感できます。

細く切ることで味も染み込みやすくなり、しっかり噛める（水や火を必要以上に入れて、くたくたに煮ないように仕上げましょう）。

噛むと頭も冴える、というわけです。

このきんぴらを食べると、心が整う！　子どもがこれがいいと喜ぶ！　と皆さん気に入ってくださいます。千切りが苦手だったお母さんたちも、何度も作るうちにとても上手になられます。

このきんぴらは、集中力が必要な大事な勝負の前に威力を発揮するのはもちろんですが、ぜひ「常備菜」としてご活用ください。

常備菜とは月に何度か作る定番料理のこと。大切な家族の心身を整えるためのお助けメニューとして、ぜひ召し上がってください。

気をゆるめる力のある砂糖や、みりんを使わない「特製きんぴら」で、気を引き締め、心と体を整えよう。

「勝負メシ」にトンカツで勝てるか

大事な日の前にはトンカツでげんかつぎ！

「勝つ」という語呂《ごろ》合わせと、ご馳走感覚で人気のメニューです。


でも、ちょっと待って！

お肉を食べるとスタミナがつきそう……ですが、脂肪の多い肉を、さらに油たっぷりで揚げたこの料理はかなり重く、消化に時間がかかります。

重いものを食べると、胃がもたれたりすることがありますね。

消化に負担がかかる食事のあとは、胃に血液が集中するので脳になかなか血液が届かなくなり、ボーッとしてしまったり、眠くなることがあります。

揚げ物は、まだ胃も小さな子どもにはより消化が大変な食べ物になります。

トンカツが好きな子も、大事な日の前にはこうした「消化に時間がかかるもの」はお休みし、消化の楽な食事にして試験などに挑むと頭が冴えますよ。

勝負事の前には、つい精がつくもの、力がつくパワフルなものを食べさせよう、と考えがちですが、逆なんですね。

しかし、重いトンカツも食べ方を次のように工夫すれば、もう少し消化を楽にすることができます。

・量を多くしないこと（小さなサイズにする、トンカツのお代わりはしない）
・付け合わせに消化を助けるものを添える（キャベツの千切り、レモン）
・大根おろしをたっぷりとる
・ご飯を交互に食べて、よく噛む

スタミナがつくものより、消化にいい「軽い食事」で挑むと集中できる。

刺激が強い食べ物は気を散らす

「チョコレートのカカオ成分が集中力を高める」と言われ、試験直前にチョコレートを食べる受験生が多いと聞きます。

栄養素だけを考えれば、優秀な成分もあるのですが、刺激が強いものをとるとどんな影響があるか？　を考えてみると、**心が動く、揺れる、乱れる、興奮する**ことが経験から想像がつきますね。

わ〜っ!!　いい香り！　甘くておいしい！　と、うっとりしている時はふわっと気がゆるんでいませんか。

子どもの食事にはアルコールは関係ありませんが、大人がお酒を楽しむ時に特にゆるんで失敗することはよくありますよね（酔っ払う、電車を乗りすごす、忘れ物をする、など)。

これが、「ゆるめる」エネルギーです。

うっとり、ふわっとした気持ちで集中するのは難しいことです。

気がそちらに向いてしまっている(気が散っている)のですから……。

お酒を飲みながら暗記をしたり勉強やトレーニングをする人がいないように、**刺激物、ゆるめる力が強いものは、リラックスしたい、お楽しみの時に選ぶものです**。

チョコレートを食べすぎて鼻血を出す子がいますが、これは体から「強い、多い、刺激がある」というサインです。

刺激が強い食べ物

・砂糖

・チョコレート
・カフェイン
・アルコール
・市販のスナック菓子
・添加物いっぱいの食品
・辛いもの、スパイスが多いもの
・人工甘味料や香料入りの炭酸飲料
・ジャンクフード

えっ！　子どもが好きなものばかり？

そう、刺激物は子どもの心を捉えて離さないことがあります。強い味を覚えると、それに夢中になってしまうんですよね。

スポーツの試合、習い事の発表会、受験など大事な時、その前だけでも刺激物をお休みしてみてはいかがですか？

緊張したり、焦ったりして心が乱れた状態では実力が発揮できません。大事な本番前の心は、波風が立っているより穏やかな状態がいいですね。この安定感は、何をする時も土台となる大事な力です。安定した状態になれば、勘も働きます。何かを判断する時、「鋭い直感」を役立てることができます。

心がぶれて、判断できない、迷ってばかり……。そんなことにならないよう、常に心穏やかに安定した状態にすればいいのです。

安定させたい時は、やはり穏やかなエネルギーを持つ穀物中心、野菜や豆、海藻などで組み立てる献立が安心です。

平常心を保つには、刺激を控えめに。

「水分のとりすぎ」はすぐバテるモト

脱水症状にならないように、水分補給。乾燥を防ぐために水分を。夏も冬も、こんな言葉をよく耳にします。

ただ、とりすぎは、疲れるモト。水分をたっぷりとってから運動すると、体の重さに気づきます。すぐにバテてしまうのです。

スポーツ教室でも、たびたび大量の水分をとっているのは初心者が多く、上級者や先生は（運動中は）たくさんはとっていないものです。

子どもも、常にジュースや牛乳、スポーツドリンクなどを飲んでいる子はずっと立っていられない、すぐに座りたがり、「疲れた」と言うことが多いようです。

水には体を冷やす作用があります（次章の陰陽エネルギー参照）。体には必要なものですが、とりすぎると負担になります。**臓器に水がたまっていると、体が冷え、血液が薄まり、元気に活動ができないのです。**

ジャンプすると体の中で水が跳ねる音がチャポン！　とする人は明らかにとりすぎています。

水が多いと腎臓《じんぞう》には特に負担になりますよ（腎が弱いと疲れやすい、冷える、睡眠の質が悪くなります）。

「一日に水を何リットル飲めばいいんですか？」という質問を受けることがありますが、気温、湿度、話す量（長く話す時は喉《のど》が渇きますね）、運動や活動に応じて必要量が変わってきます。一言で何リットル、とは決めることはできません。

トイレの回数を意識してみると、わかりやすいですよ。

一日に8回も10回もお手洗いに行くとしたら、水分摂取の量が多いと考えていいでしょう。
特別な状況でない場合は、トイレのお小水の回数は一日4、5回がちょうどいいですね。

トイレが近い状態で何かに集中するのは、そもそも難しいことです。授業中にトイレに行きたくなる、夜中も何度もトイレに起きる、貧血で朝礼の時ふらつく……そんなお子さんは、水分量が多いかもしれません。

水分量だけでなく、水の飲み方にも注意します。特に、食事中に水分をとらないと飲み込めない、というお子さんは注意。食事の味が濃いから飲みたくなる（塩分過多や刺激が強い）、よく噛んでいない（流し込む食べ方、消化に悪い）。
また、食事中に胃液を薄めることはさらに消化によくないことです。

胃液は消化を助けてくれます。胃液のおかげで危ない菌が死んだり、体を守ってくれてもいます。食中毒にかかりやすい人は水分過多のせいで胃液が薄まり、殺菌作用が減少してしまうこともあるのです。

食後にゆっくりお茶を飲む時間がとれたらいいですね。

ペットボトルで飲み物をガブ飲みする子は要注意！「水びたし」の体は冷えと疲れを招きます。

「冷たいもの」は元気を奪う

水分のとりすぎとあわせて多いのが「冷たいもの好き」さん。特に男の子に多いでしょうか。

スポーツドリンクを凍らせて学校に持参したり、氷入りの水を好み、氷もしっかりガジガジ噛んだり、アイスは年中当たり前。夏のかき氷も、大盛りをぺろりと平らげてしまう。

……その代わり、

・お腹を壊しやすい
・夕食時に食欲がない
・顔色が悪い

・手足が冷えている
・手にじとっと汗をかいている
・夜、なかなか寝つけない

体は、冷たいものは苦手です。

体温が下がると免疫力がぐんと落ちるように、冷たいものは体の元気を奪うことが多いのです。

運動のあとや、夏の暑い日、喉が渇く日などは冷たいものがおいしく感じられますが、「量」や「頻度」に注意しましょう。

夏のおやつは、アイスやかき氷など冷たいデザートを毎日にはせず、蒸したとうもろこしや枝豆、残りご飯で握ったおむすび。そんなおやつも取り入れてみてくださいね。スイカもキンキンに冷やさない、寒天でゼリーを作ったり、水羊羹《ようかん》を選んだり（アイスやシャーベットほどは冷たくないですね）……。

お腹に優しいおやつが増えると、**夏バテ、夏風邪が減っていく**ことに気づきますよ。

生徒さんのご家庭でも、朝に麦茶や番茶を沸かして常温で置いておくようにしたらお腹の調子がよくなった、クーラーで冷えすぎることも減った、お茶の香りまでゆっくり味わえてよいと思うようになったと言われます。

頭がキーンとしない（氷を食べると頭が痛くなることがありますね）のも、頭に、そして体にも優しいのです。

「飲み物には氷を入れない」は年中いつでも体が歓迎すること！
常温のお茶は、体に優しく、飲みすぎも防げる。

汗をかいたら、スポーツドリンクより水と梅干しがいい理由

運動したあとの水分補給や、暑い日の熱中症対策に、スポーツドリンクを飲むのが定番になっていませんか？

スポーツドリンクは体が失う可能性のあるミネラルなどの栄養素が入っていることが売りですが、気になるのが砂糖の多さや添加物を使っている点です。

500ミリリットル（ペットボトル1本）に対し砂糖が30グラムも入っています！　これは角砂糖6個分にもなります。

砂糖には、気をゆるめてしまう働きがあることは再三お伝えしました。

スポーツドリンクに限らず、甘いドリンクを大量に飲むと、胃液が薄まって夏バテしたり、疲れを増進したりしがちです。

「では、糖質カットならいいの？」

そんな声も聞こえてきそうですが、問題は今話題の糖質や砂糖の量だけではないのです。

糖質カットの製品は、砂糖以外の人工的な甘味料を使っていることがほとんど。原材料表示を見てみると、糖類のほか、何かよくわからないカタカナの成分、添加物が並んでいませんか。

人工甘味料は不自然な材料ですし、ゆるめる力がとても大きいのです。

子どもたちには、安心な材料、自然なエネルギーが詰まった本物でのびのび活動、成長してほしいですね。

昔から日本では、「汗をかいたら塩をなめる」という習慣があり、畑仕事の休憩時間にお茶と一緒に梅干しや漬物を食べていました。

これは、汗で失われたミネラルと水分を自然な食品から補給していた先人の知恵。

ご家庭でも、運動をたくさんして汗をかいたら、良質な天然塩を入れた水を飲んだり、梅干し入りのおむすびを食べる、などの工夫ができます。

夏の食卓には、海藻サラダや梅で和えたお料理もいいですね。海藻や梅には天然の塩分、ミネラルが豊富です。

ちなみに、昔の人は相手の体の具合をたずねる時に、「どんな塩梅《あんばい》ですか？」と聞いたと言います。

塩梅とは、調味をする時に使う塩と梅酢のこと。味付けの時の加減（味加減）が転じて、物事の具合や調子を指すようになったのですね。

このように日常の言葉として使われるようになるくらいに、塩と梅は昔から大事にされてきた日本人の味の基本なのです。

汗をかいたら自然な食品から良質なミネラル、水分の補給を。

「甘味料を使わないと甘くならない」は思い込み

昔の日本人は「体は小さいのに頭がいい、仕事ができる、きびきび動く、体力がある」と外国からも驚異の目で見られるほどでした。

それには食事が大いに関係ある、というのはよく知られた話です。今や和食は世界の憧れ、「ヘルシーフード」の代名詞でもあります。

海外の都市では日本食レストランが大人気、大手スーパーの健康食品コーナーには味噌や醤油、納豆《なっとう》など日本の食材もずらりと並んでいます。

私はイタリアを毎年訪れますが、20年前には見かけなかったひじきや切り干しも今はあります。

ダイエット食品として人気の「ZENパスタ」は、なんと「しらたき」でした！

和食のよさは、穀物を主食としながら野菜、海藻、豆といった植物性の食品がバランスよくとれ、油を使わない調理法もあること、油っぽいものは多くないこと。一汁三菜でバランスよく、低脂肪、低カロリー。これは本当に素晴らしい食事です。

ただ、和食でも気をつけたい点があります。

それは「甘さ」です。

和食の味付けは「さしすせそ」というように、必ず砂糖を入れるものと考えていませんか。

煮物や照り焼きなどにも砂糖やみりんを入れて甘い味をつけますね。毎日の料理に砂糖を使うご家庭も多いでしょう。

実は、料理に砂糖を使う国は世界を見てもほとんどありません（お菓子にはよく使われます）。

白砂糖は血糖値を急に上げ下げして体に負担をかける。お菓子やジュースを常食しない子でも、毎食の料理にたっぷり砂糖が入っていては、体も気もゆるみがちになります。

「甘味料を使わないと甘くならない」というのは思い込み。

先のきんぴら同様、醤油だけで素材の甘味を引き出し、自然な素材の甘さを感じさせることができるのです。

丁寧にじっくり火を入れたり、塩を少し振ることでじわじわと時間をかけて甘さを引き出す調理ができます（ふたをして蒸し煮にすると時間も多めにかけられますね）。

かぼちゃやさつまいも、玉ねぎ、キャベツ……甘さも嬉しい野菜や芋類、たくさんありますね。

甘味料を使わない煮物の作り方は付録のレシピで紹介しますが、和食を砂糖なしでおいしく作れるようになると、よりヘルシー、そしてさらに集中力が増します。

また、**「ご飯はよく噛むと甘くなるよ」**と昔、おばあちゃんに言われたものです。

ご飯のでんぷんが唾液によって糖化し、甘さを感じるようになります。

砂糖の味が染み込んだ「甘味」よりも、素材の持つ自然な甘さを感じ取り、「甘いね、おいしいね」と味わえる子になるといいですね。

甘味料を使わなくても、自然な素材の甘さを楽しめる。

頭を目覚めさせる「少食」の力

大事なテストや試合の前は、たらふく食べてパワーを入れて出かけよう！　と考える方も多いのですが、実は集中したい時は少食で、お腹を重くしないのがポイントです。

・量を少しにする
・おかずの種類を少なくする
・粗食（ご馳走にしない）にする

これが頭スッキリ！　大事な舞台に挑める準備となります。
健康診断で朝ごはん、時には昼ごはんまで抜かなくてはならない時、お腹は空いているものの仕事や勉強がはかどるな、やけに集中できるな、効率がいいな、と感じたことがある方もいらっしゃるでしょう。

仕事のできる人を見ていると、大事なプレゼンや勝負事のある日には、ごく少食にして体調を整えているという方、いらっしゃいますね。成功者には少食を実践した人が多いとも聞きます。

ただ、この少食、粗食を受験生時代は毎日1年間、大事なイベント前の何日も、と続けると栄養がとれませんから、くれぐれもやりすぎないでください。前日、当日だけ軽くするくらいがちょうどいいかと思います。

普段は季節の素材をたっぷり使ったおかず、品数や楽しいレパートリーを豊富に取り入れることも大事です。

大切な日は、いつもより少量の食事、消化のよい食事で、体を軽くして出かけるとうまくいく。

第2章

「気」のエネルギーを味方にする食べ方

――気を引き締める食・ゆるめる食とは

栄養やカロリーだけじゃない！食事で「気」をつけたいこと

食事には栄養価やカロリーとは別に、「エネルギー」も存在するということを、日々意識している現代人は少ないかもしれません。

しかし、誰もが無意識にでも、常に「気」を大事にしているのは、普段使っている日本語を考えてみても明らかです。

「元気」「勇気」「弱気」「強気」……今、どんな「気」なのか、気にしているんですよね。

「気をつけてね」「気分がいい」「気が気じゃない」「気を楽に」「気が乗らない」「気になる」「気のせい」……

毎日、このような言葉をどれだけ使っているでしょうか。

私たちの精神状態は、「気」にかなり支配されている――。

実際、「病気」「弱気」になると、それを「元気」(元の気)にするためにどうしたらいいのか、みんな悩み考え、よい気の状態になることを望みます。

東洋では「病は気から」と言うように、気が重要なものであるという考えが昔から根づいています。

食べ物も、ただ空腹を満たす、栄養価、おいしさや美しさだけでなく、この「気」を満たすものであるかどうか、穏やか、しなやか、バランスが取れているかどうか……を意識して選ぶようになると、私たちはもっと快適に過ごしやすくなるのです。

「マクロビオティック」と呼ばれる日本で生まれた健康法では、東洋の陰陽五行《ごぎょう》という考え方を日本人によりわかりやすく活用しやすいように応用し、まとめています。

宇宙に存在するエネルギーを上手に活用し、人間も自然界の一員として、その中でバランスを取ることを大切にした、よりよく生きるための方法です。

いきいきした本物のエネルギー、愛情のエネルギー。そうしたもの（気）にプラス、基本の「ゆるめる力」「引き締める力」を知ることで、さらに自身でバランスを取りやすくなります。

私たちの生きる世界には常に「気」が存在している。
もっと「気」にかけるとうまくいく！

その土地の人に必要な食べ物は、その土地に用意されている

「食」が豊かな日本では、気軽に世界中のものが手に入るようになりました。

子どもが好きな食べ物と挙げるのも、ハンバーグ、カレー、ラーメンともともとは外国から入ったものが多いですね。

遠くのものへの憧れ、楽しみ。それも人生を彩ってくれますが、忘れたくないことは、

「大切なものは、いつもそばにある」

ということ。

自然界は常に、その土地に住む動物に必要なプレゼントを与えてくれていました。

日本なら稲を。

湿度が高い日本にぴったりの作物であり、私たちの主食です。

主食という言葉通りに、主に食べるもの。ご飯を抜かないで、といつも私はお話ししています。

主食をきちんととることで、私たちの体、心の軸、主体性も出来上がっていきます。

夏には、体の熱を適度に冷ますために、きゅうりやスイカがなります。日本よりももっと暑い国では、さらにクールダウンさせる効果の高いコーヒーやカレーに使うスパイスなどがとれます。

近くのものが、自分（そこに住んでいる人）に合う。

簡単なようで今の人があまりしていないこと、改めて見直す価値があります。

カレーが大好物！　冬も雪の日も食べている人は常に冷え性で、鼻水が止まらず、アレルギー症状も出る……。

そんな方が本来カレーは日本人へのプレゼントではないことに気づき、選択の

日本人には日本の土地のものが合う（身土不二）

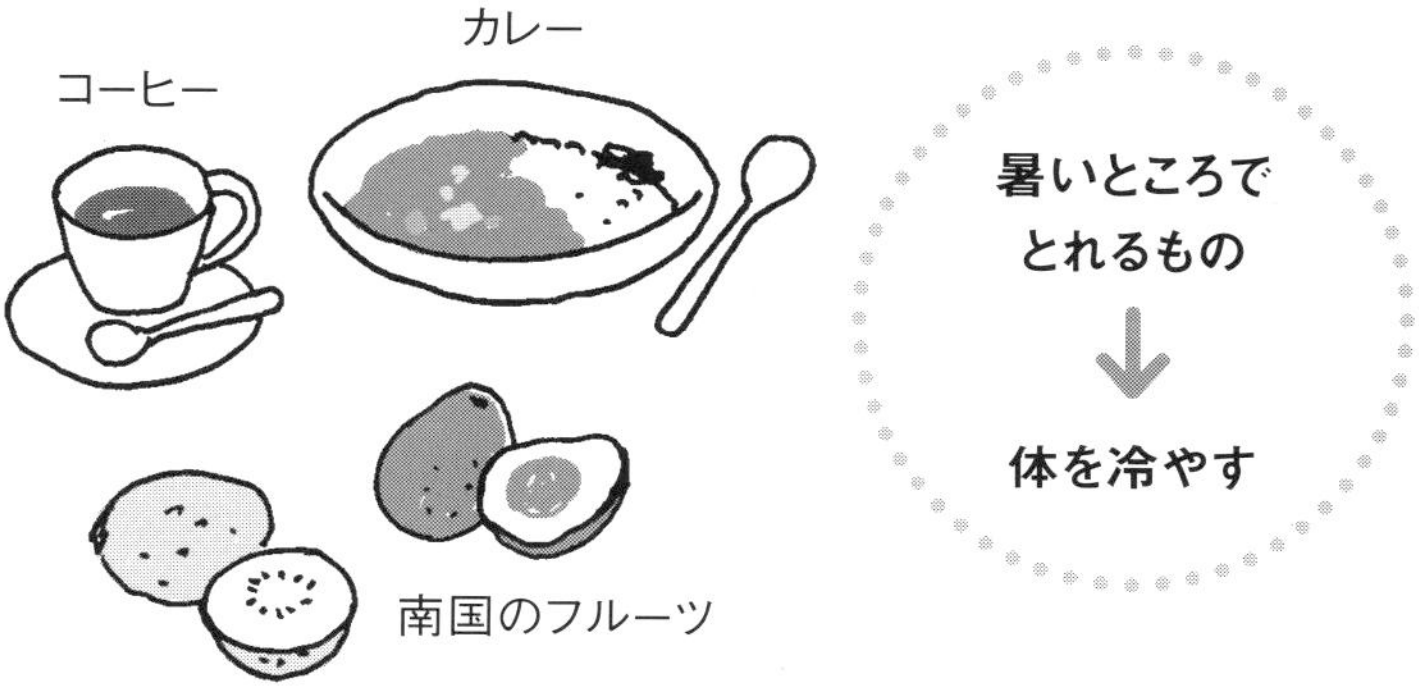
カレー
コーヒー
南国のフルーツ
暑いところで
とれるもの
↓
体を冷やす

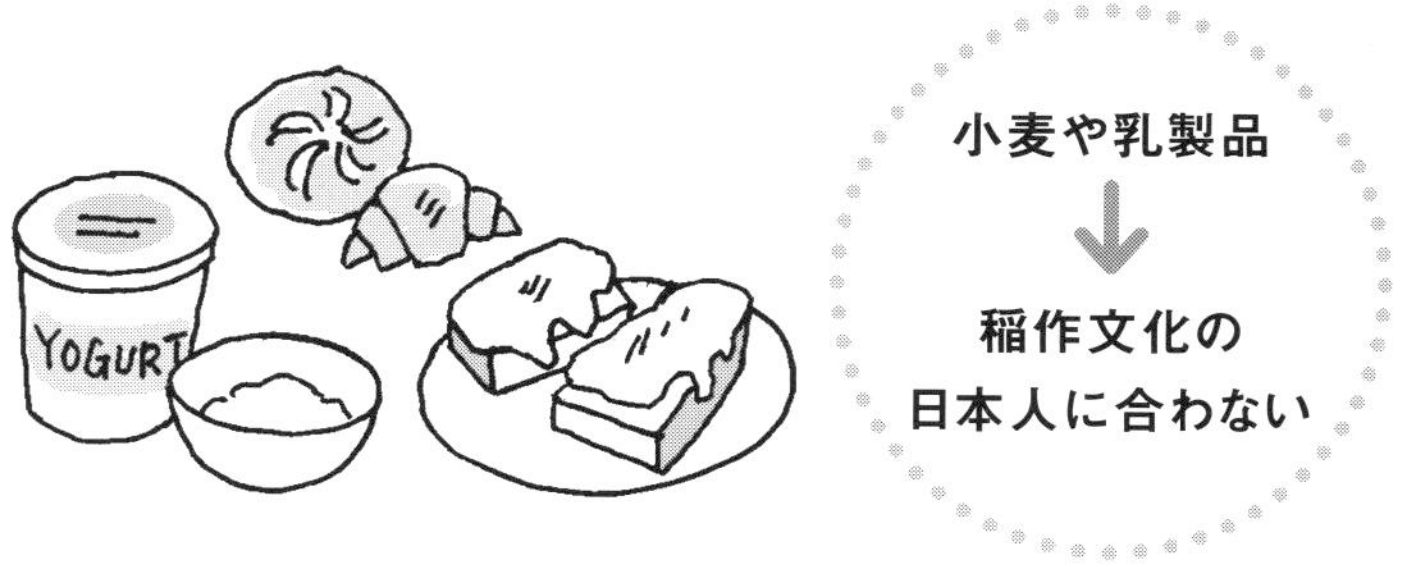
YOGURT
小麦や乳製品
↓
稲作文化の
日本人に合わない

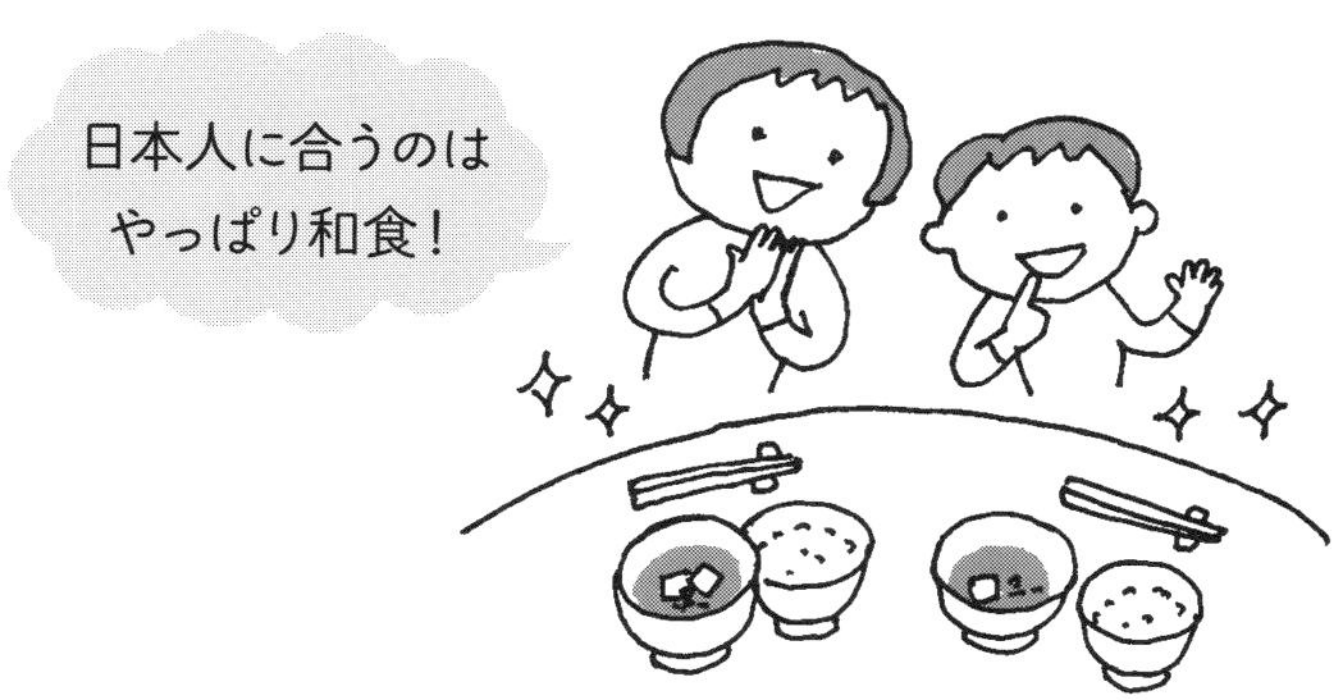
日本人に合うのは
やっぱり和食！

回数を見直す。体を冷やす作用を知り、暑い時に楽しむようにする。こんな工夫はすぐできますよね。

また、近くでとれたものは、それだけ新鮮な状態で口にしやすいですね。朝どれのレタス、今、畑で（庭で）収穫したばかりの大根……とれたてのエネルギーが高いことも想像がつきますよね（栄養価も高く、おいしさもアップ、お値段は求めやすいと嬉しいことだらけです）。

この考え方を**「身土不二《しんどふじ》」**と言います。体と土、住んでいるところは二つに切り離すことはできないほど密接な関係がある、という意味です。

今も、「地産地消《ちさんちしょう》」（土地のものを積極的にとりましょう）と言いますし、昔の人は、「三里四方の食によれば病知らず」と言ったものです（三里は12キロ）。

遠くからはるばる来た貴重な品、珍しい品も素晴らしい。
でも、これらは時々のお楽しみで、基本はすぐそばにあるもの、フレッシュでエネルギーの高いものが、私たちの心身を元気にしてくれる最強のエネルギーを持ったものなのです。

身近なもの、旬《しゅん》のものをありがたくいただくことが日々の幸せ、健康につながる。

まるごと食べれば効果的

「野菜の皮は必ずむく。ヒゲや根っこはカット。にんじんや大根の葉っぱは捨てる」という人、もっと食べられますよ〜！

どうしても食べづらいもの（里芋の皮など）もありますが、全部をいただこうとすれば、かなりのものが可能になります。

大根、にんじん、レンコン、ごぼう、じゃがいも……ピーラーはもう不要です。

まるごとのエネルギーこそが「完璧な形だ、エネルギー自体も増える、大きい」と理解できるとゴミも減ります。

部分どりより全体を選ぶ。

勉強も好きな方程式だけを勉強するより、ほかの項目も頑張って勉強していっ

まるごと食べてエネルギーを最大限に！（一物全体）

部分どりしない

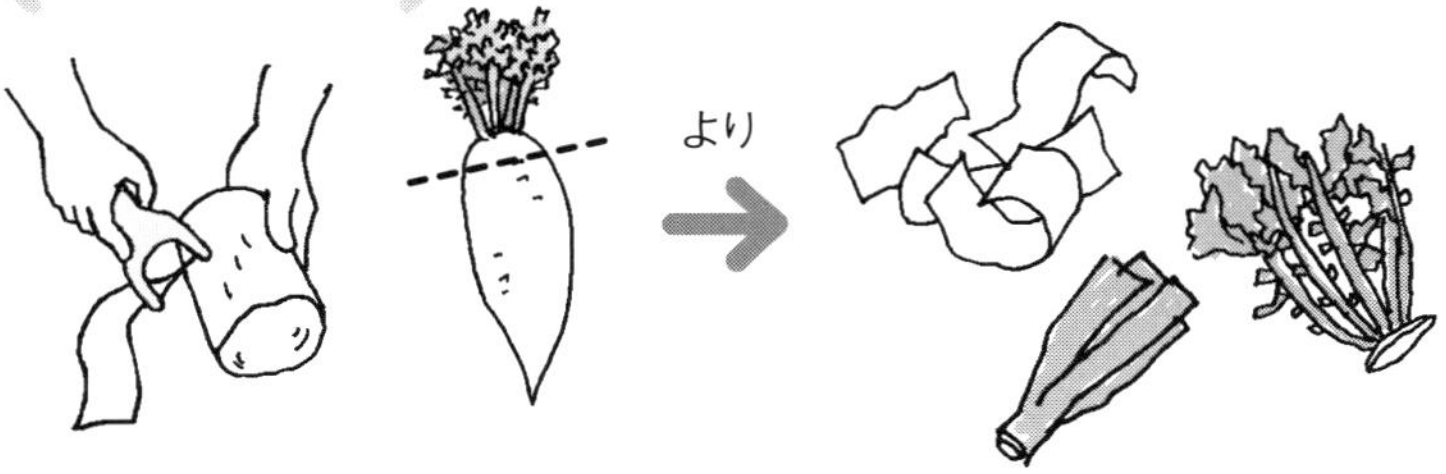

まるごと食べられるものを選ぶ

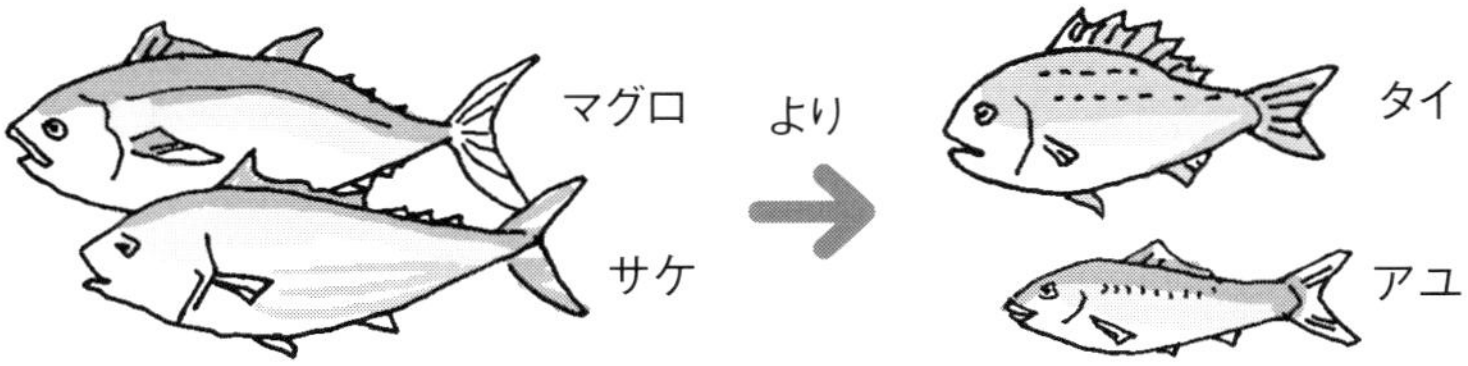

精製されていないものを選ぶ

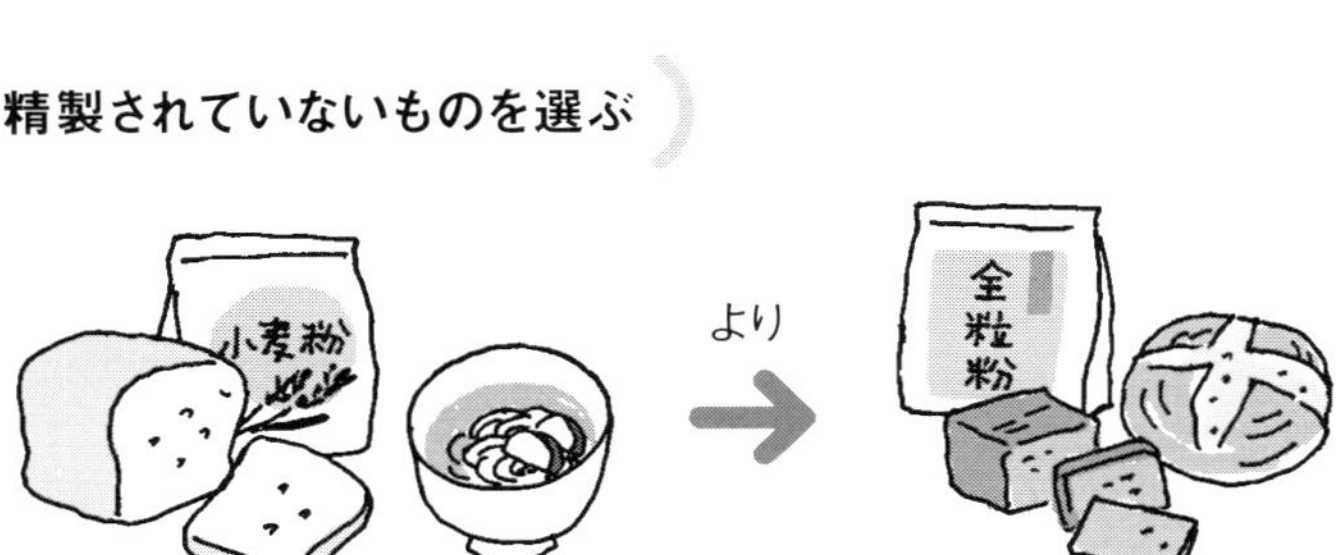

白い食べ物（白い粉、白砂糖、白い麺類）　　全粉穀物

たほうが、数学の成績はアップするでしょう。
人も、長所も欠点もあるけれど、友達として家族として受け入れ、丸ごと愛する。全体を見ることは幸せの秘訣でもあるでしょう。

実際に、野菜は皮に特に栄養があり、香りも高いです。皮ごと調理するようになると、お料理がおいしくなったり、パワーが増したことに気づきます。「あれっ、ママ、煮物上手になったね」と言われ、心の中でピースサインをしている生徒さんが増えています。

食物繊維も増えて便秘解消！　お肌もツヤツヤになると嬉しいことが重なります。

皮をむく手間がなくなるのも便利！　ですね。

お魚を食べる時もいつも大きな魚（マグロや鮭《さけ》など）にせず、全部を食べられるもの（鮎など）にしてみると、**バランスが取りやすいので消化しやすく、食後に体が軽いことに気づきます。**

この考え方を**「一物全体《いちぶつぜんたい》」**と言います。

身土不二、一物全体を意識して食材を選び、料理をしていくと、より体と心にすっと入り込むエネルギーが強く大きくなっているのをご家族で感じてみてください。

昔の人が当たり前のように、そして感謝をしながらやってきたこと、自然の力を活かしているこの方法には、現代でもありがたい効果がたくさんあり、ずっと大事にしていきたいことです。

まるごと全部は完璧！　できるだけ全体を見る、全部をいただく。

食のゆるめる・引き締める力とは

では、次に食べ物のゆるめる力、引き締める力についてお話ししましょう。

この宇宙にはゆるめる力（陰）と、引き締める力（陽）が常に働いています。

私たちの体にも、その力が常に不可欠です。

呼吸も、吸って、吐いての繰り返し。肺はしぼんだり、ふくらんだりしていますね。

常に、陰も陽もちょうどよい状態にある、中庸（バランスがよい）を理想とします。極端に締まりすぎたら体は苦しく、ゆるみすぎたら調子を崩してしまいます。

引き締めることも、ゆるめることも大事で、どちらが良い、悪い、どちらかだけが必要、どちらかは不要ということではありません。

大切なのはバランスが取れているかということ、極端になっていないかということです。

また、その時の環境や条件に合っているか、という見方ができると、より上手にこの力を使いこなすことができます。

頑張りたい、集中したい、根気よくやりたい。そんな時は、やはりあまりゆるめてはいけないかな？

リラックスしたい、休息したい、ボーッとしたい。そんな時は適度にゆるめるといいな。

まずはそんなイメージでＯＫ！

仕事に行く時、気を引き締めるのと同時に、ネクタイを締めている男性。仕事が終わってちょっと寄り道。気の合う仲間とお酒を片手に……なんていう時はネクタイを自然にゆるめていませんか？

こんなふうにゆるめたり引き締めたりを絶えず私たちはしていますが、食べ方でそれをさらに心地よく、ちょうどよく、も可能なんです。
食材の持つ力だけでなく、調理法や組み合わせでその力を加減することもできるのが楽しいところですが、まずは素材の持つ力を見ていきましょう。

私たちが呼吸をすると、

息を吸って（肺がふくらむ）……ゆるむ、拡大する
　吐いて（肺がすぼまる）……引き締まる、閉じる

ゆるむ、締めるという2つのエネルギーが交互に働きますね。
どちらのエネルギーも必要不可欠、平等であり重要です。
試しに、今から10回吸って1回吐く、にしてみてください。すぐに苦しくなります。
呼吸もバランスが大事。

ゆるめる（陰）のポーズ

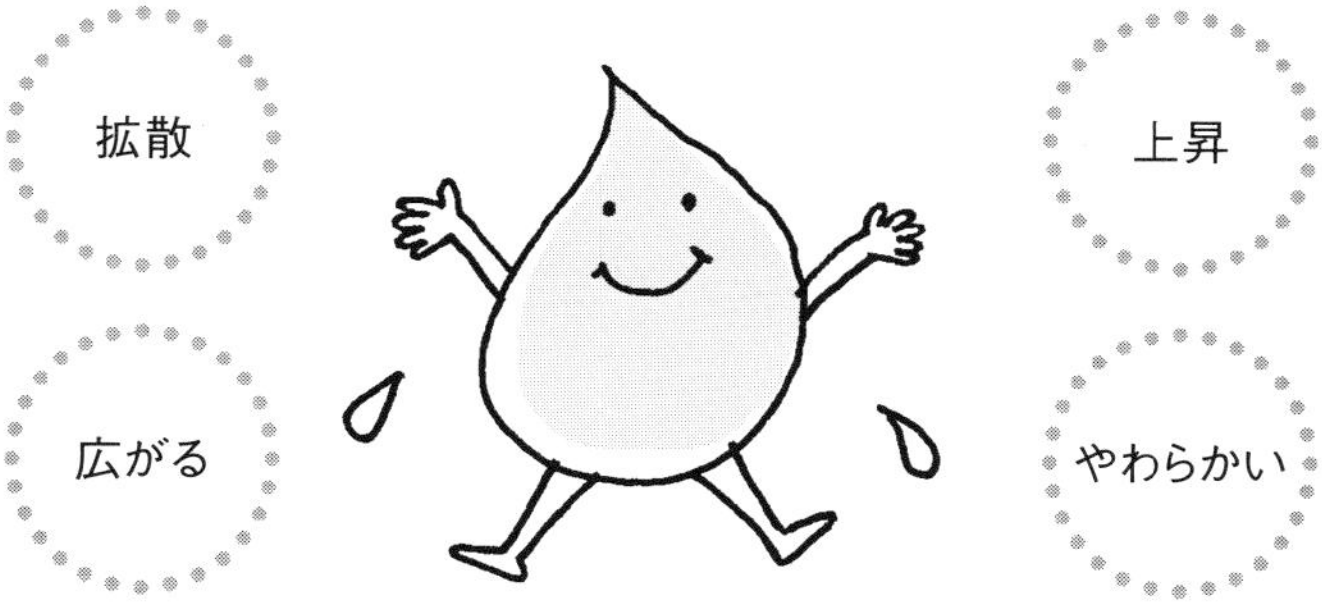

締める（陽）のポーズ

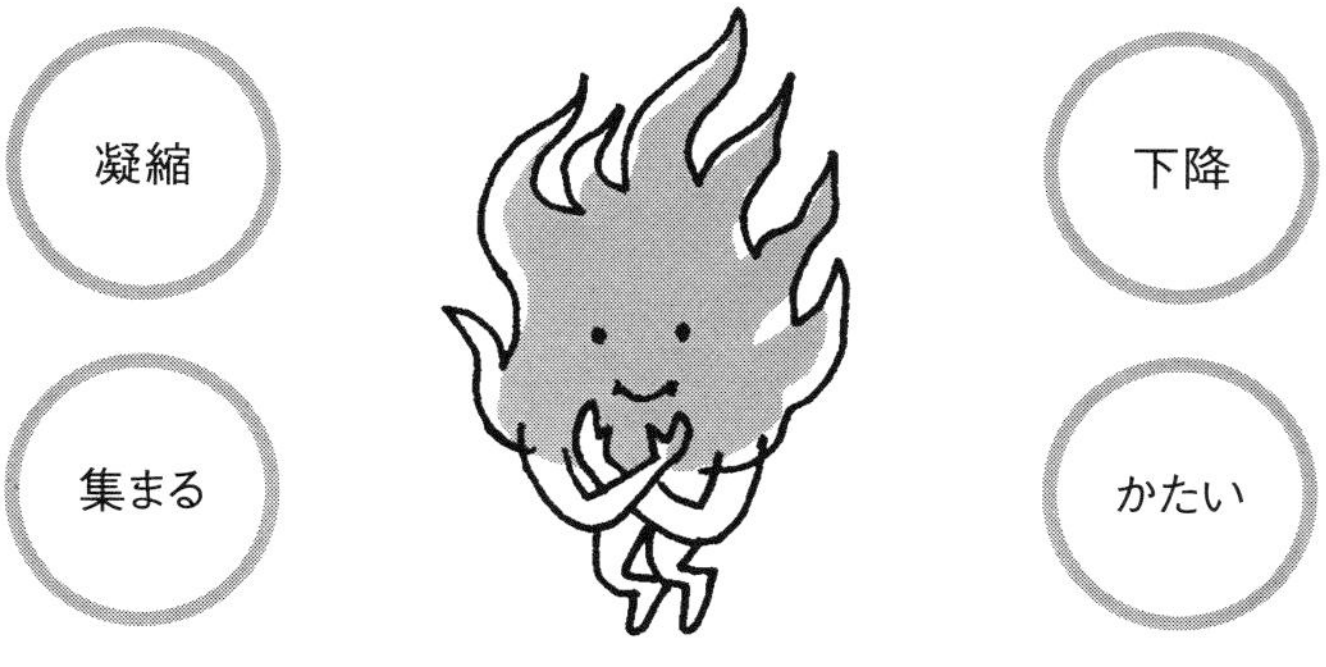

「この食べ物は陰性、陽性どっち？」と迷ったら、
実際にポーズをやってみると、わかりやすくなります。

食べ物も、ゆるめたり引き締めたりを穏やかに、バランスよく。

どちらか（または両方）のエネルギーの過剰や過不足が起こり、バランスを崩して苦しんでいる人が多いのです。

まず、この2つの力はどんなエネルギーになるのかを理解しておきましょう。

ゆるめる力（陰性）

「ゆるめる力（陰性）」とは、拡散、上昇のエネルギーです。散らばったり、伸びたり、ふくらんだりします。広がったり、ゆるんだりする力が強くなります。

適度に活用できれば、

・クールダウンできる

・軽いエネルギーが得られる

・爽やか、生き生き
・リラックスできる
・ホッとする
・気持ちがふわっと軽くなる
・おおらかに考えられる

過剰になったり、バランスが取れないと、

・気が散る
・忘れる
・落とす
・なくす
・うっかりする
・注意力散漫
・だらしなくなる

・のんびりしすぎてしまう（遅くなる）
・体が冷える
・鼻水が出る
・力が入らない
・疲れる

ゆるむ、引き締めるは、両方がとても大事で必要なエネルギーです。どちらかだけをとる、とらないということはせずに、両方を適度にバランスをとるということに意識を向けましょう。加減がとても大切ですね。

ゆるめる力が多いものは主にこんなものです。

・春や夏に育つもの
・熱帯、暑いところでとれるもの
・刺激や香りの強いもの
・水分が多いもの

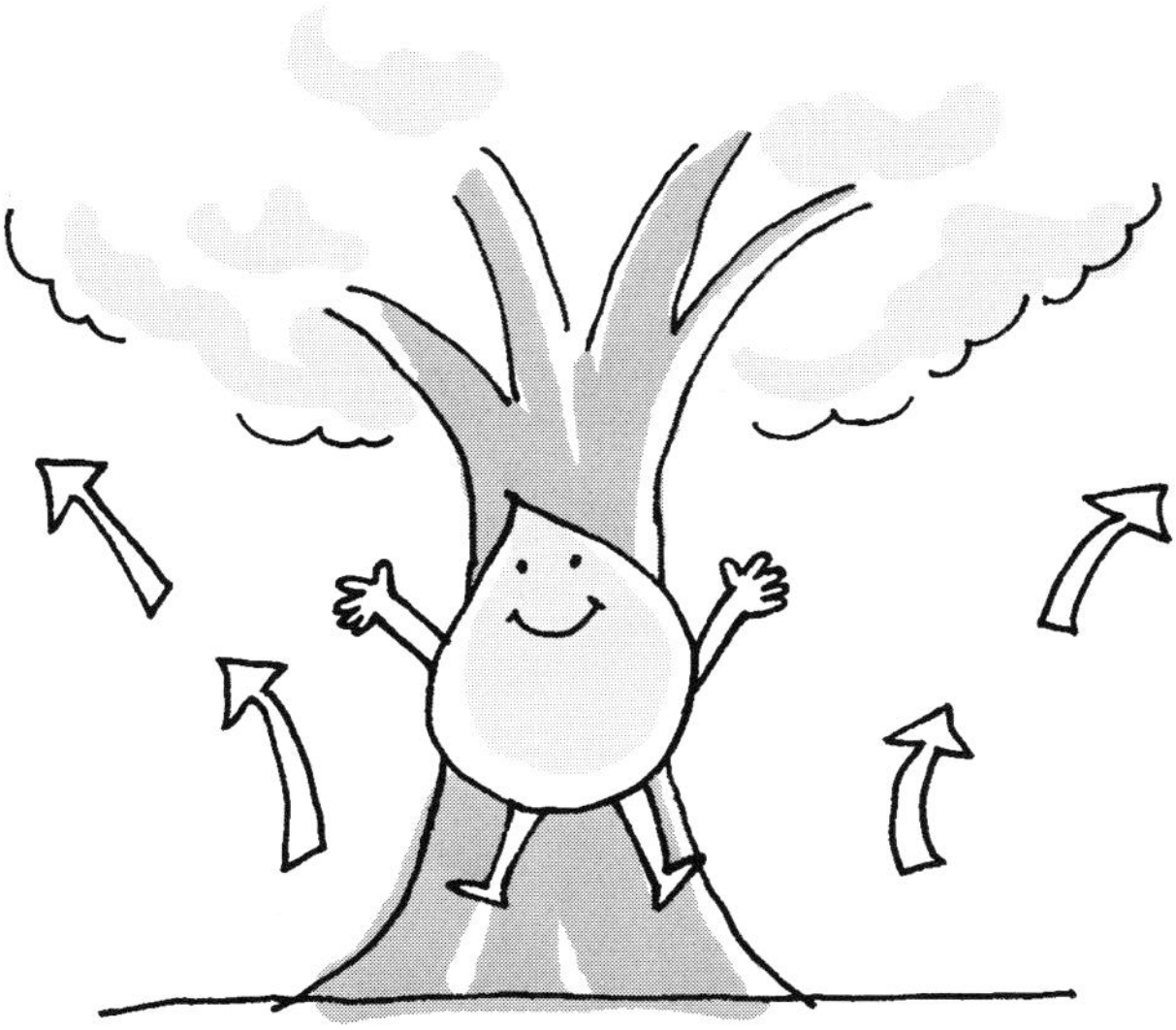

上へ　高く　大きく　横に広がる　エネルギー

・やわらかいもの
・大きなもの、高いところに実をつけるもの

砂糖、カフェイン、薬、添加物、果物、スパイス
青菜、葉野菜
もやし、豆、しょうが、ねぎ、にんにく、さつまいも、じゃがいも
トマト、なす

これらは、ほどよくゆるませてくれる軽いエネルギーのものから、ややその力が強めのものまであります。
強いものは、反対の陽性のものと組み合わせたり、火を入れて煮込んだり（火は陽性）、工夫をしていただくことができます。

例1　じゃがいもの味噌煮……味噌という引き締める力のものとの組み合わせなので、ゆるみすぎをある程度防げます。

ゆるめる力（陰性）をもつ食べ物の例

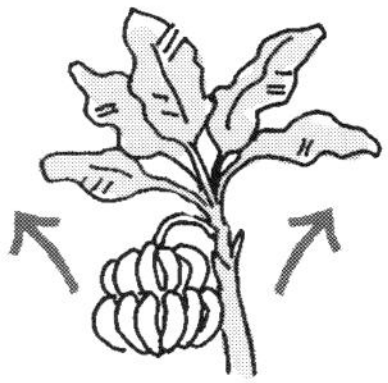

バナナ

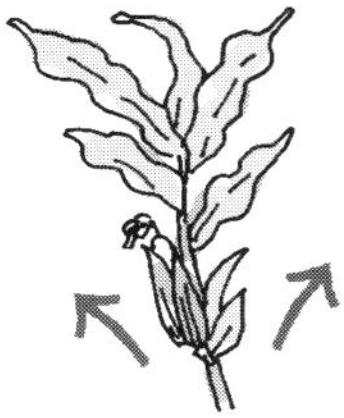

とうもろこし

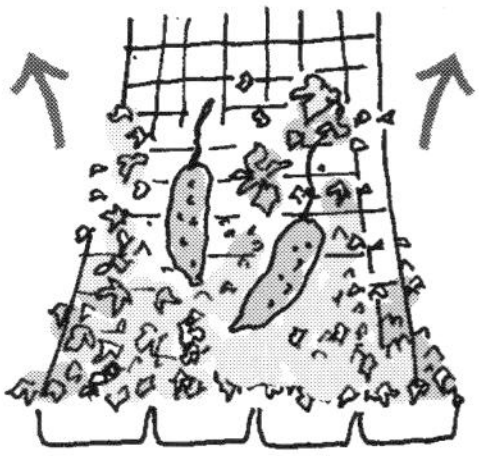

ゴーヤ

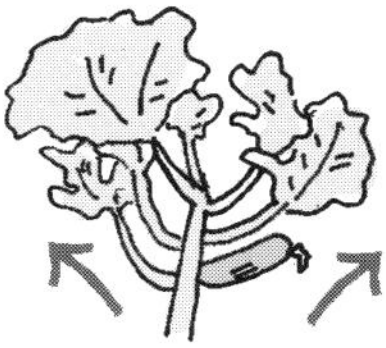

ズッキーニ

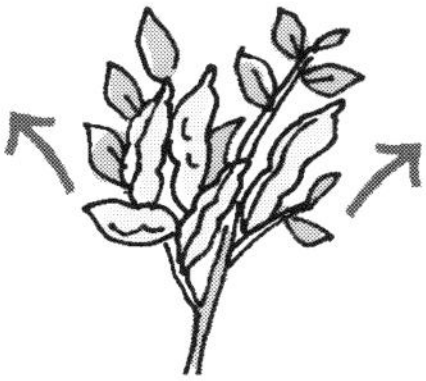

そらまめ

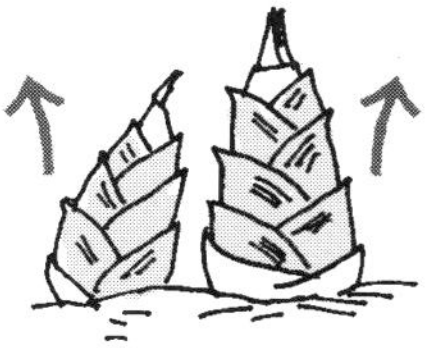

たけのこ

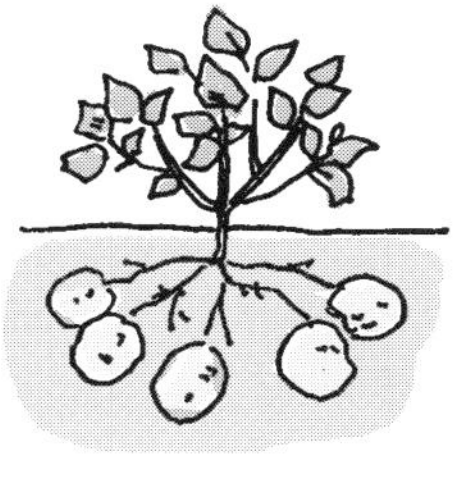

じゃがいも

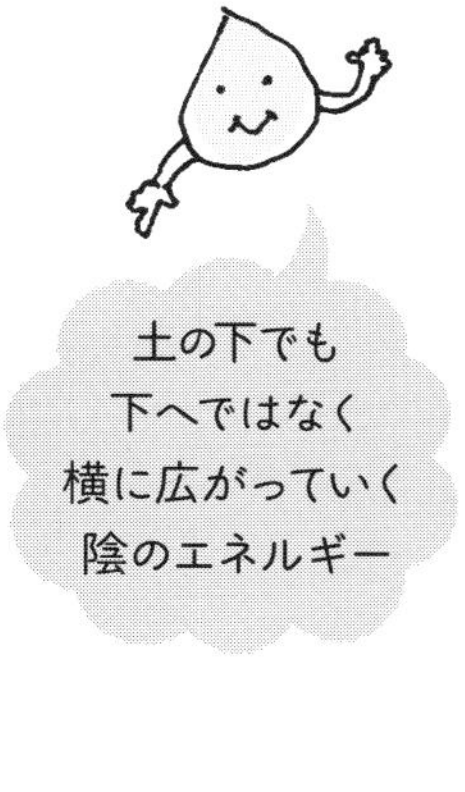

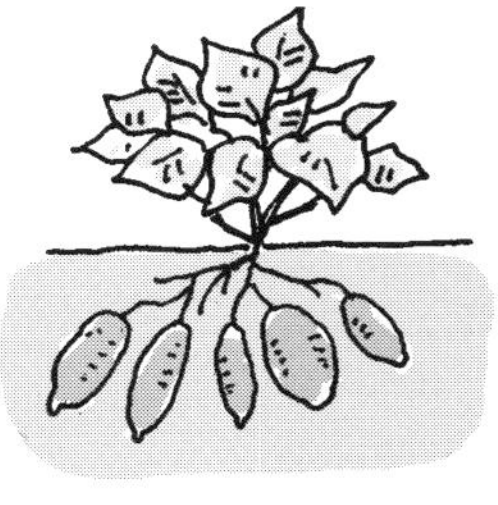

さつまいも

例2　じゃがいものカレー……　両方ゆるめる力が強めなので、食べすぎてゆるむエネルギーが強くならないよう気をつけます。

青菜などはほどよい軽やかさがあるので毎日積極的にとりたいですね。ゆるみすぎるという心配はあまりありません。

例　小松菜のおひたし、春菊の胡麻《ごま》あえ

春夏はゆるめる、上昇の気が強くなるため、植物がぐんぐん育ちます。水分たっぷりの大きな果物（スイカなど）もとれますね。

これは自然の調和のために恵まれたプレゼントなのです。

トマトやなすも夏にとれますね。

ゆるめるエネルギーが強いものは、体の熱を冷まします。

暑い季節にとれる（暑い場所）のは、これらを適度に食べてクールダウンすることで、その季節を快適に過ごす知恵なのです。

カレーやチョコレートの材料の原産地が熱帯ということも納得です。暑い国では体温をうまく下げないと元気に生活ができないため、そこでとれる食べ物が住む人にぴったり合うようになっているのですね。

甘い・酸っぱい・辛い味は、ゆるめる力が大きなものになります。

引き締める力（陽性）

「引き締める力（陽性）」とは、下降、収縮、内へと集まるエネルギーです。
集中したい、こもってじっくり考えたい
体を温める（熱を蓄える）、記憶を定着させる
そんな時、活用するとぴったりなエネルギーですね。

上手に活用できれば、
・体が温まる
・体が引き締まる
・元気、活動的
・体力がある
・集中できる
・仕事や勉強ができる
・疲れ知らず
・スピードが出る

過剰になると、
・かたくなりすぎる
・肩こり、頭痛
・体が火照《ほて》る

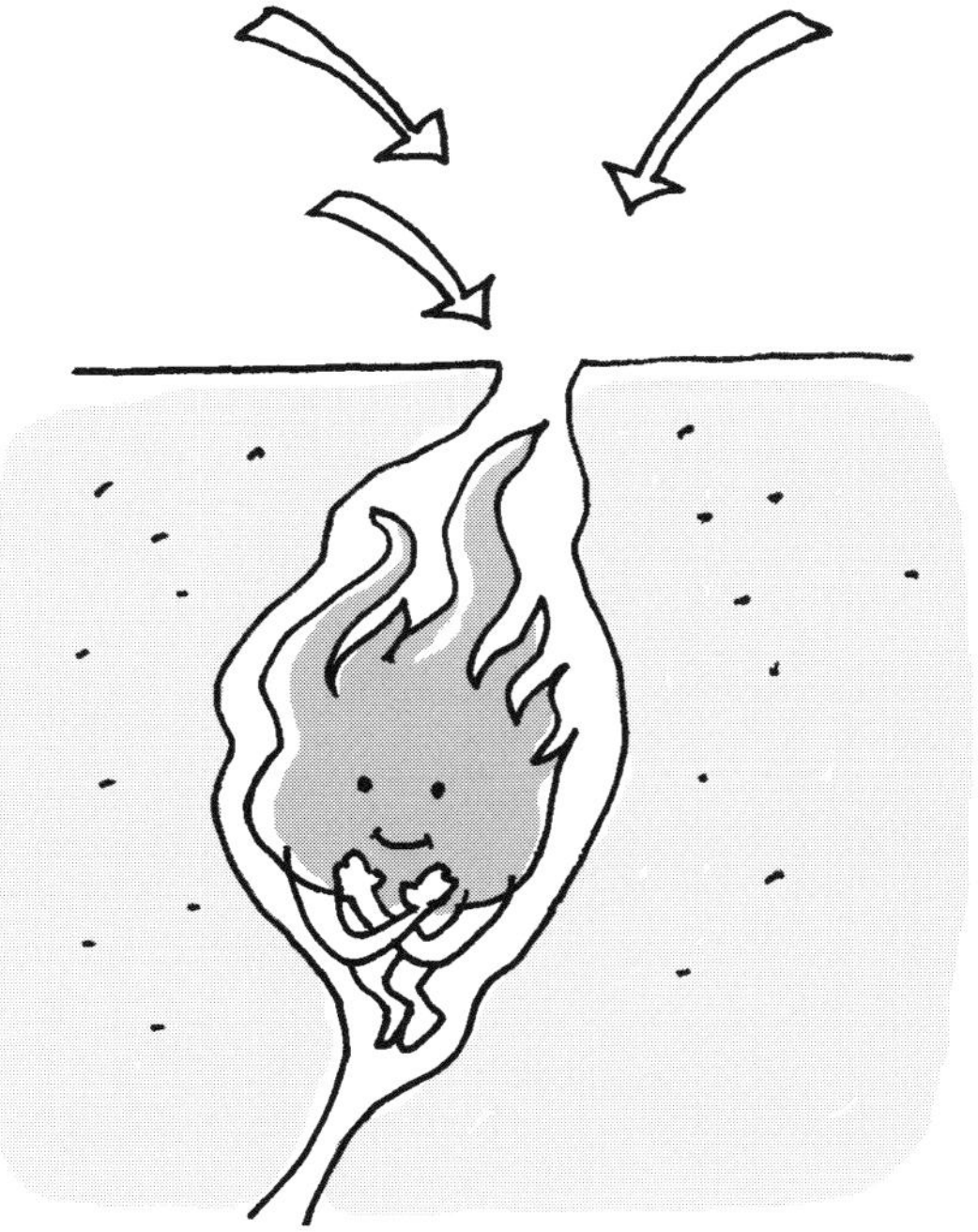

下へ　重い　小さく

ちぢまる　中につまっている　エネルギー

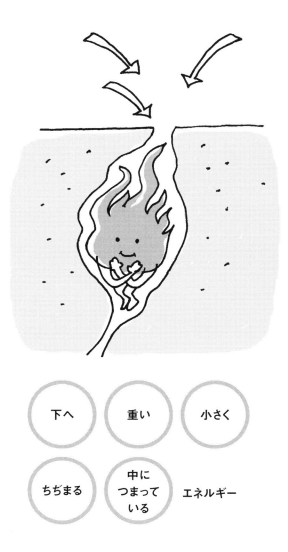

・暑くてたまらない
・眠れない
・せかせかする
・焦る
・頑固になる
・説教したくなる、押し付ける

引き締める力が多いものは主にこんなものです。

・秋冬に育つもの
・寒いところで実がつくもの
・かたいもの
・下へ下へと伸びるもの
・小さなもの
・火を使うもの

根菜
おでん（長く火を入れて煮込む）
そば（そばの実）
肉、卵、魚
塩、醤油、味噌、梅干し

これらは引き締める力をもつ食べ物です。

寒い時に熱を蓄えるため、おでんは冬に嬉しい料理の一つですね。体の芯からポカポカして元気になれます。

そばも寒いところでとれる穀物（全粒穀物で栄養価も豊富）です。

寒いところの人は味付けが濃い、と言いますが、適度に塩や味噌の力を借りて温まることができるのです（塩分の質ととりすぎには注意）。

冬は少し濃い味のものが恋しくなるのも、季節に合わせた自然な欲求です。

お肉や卵などの陽性食物は、消化に時間がかかることから、とる量を多くしすぎないこと、また消化を助ける組み合わせも意識しましょう。

お肉や魚を食べるときの薬味（ねぎ、しょうが）や大根、キャベツなど消化を助けるもの、レモンなどの酸味もあるといいでしょう。

これは引き締めすぎないように、適度に**ゆるめるものを組み合わせてバランスを取っている**とも言えますね。

野菜をとるのも、レタス、トマト、きゅうりといった**サラダのみでは、ゆるめる力が強くて体が冷える作用が大きくなる**ことがわかります。

ふわっと軽くするにはいいのですが、これだけでは足りないのです。

きちんと引き締める作用のある野菜もとることが大事。そのために根菜を使った煮物や炒め物、蒸し物なども日々とるようにしましょう。

苦い、しょっぱい（塩辛い）味は引き締める力が強くなります。

引き締める力（陽性）をもつ食べ物の例

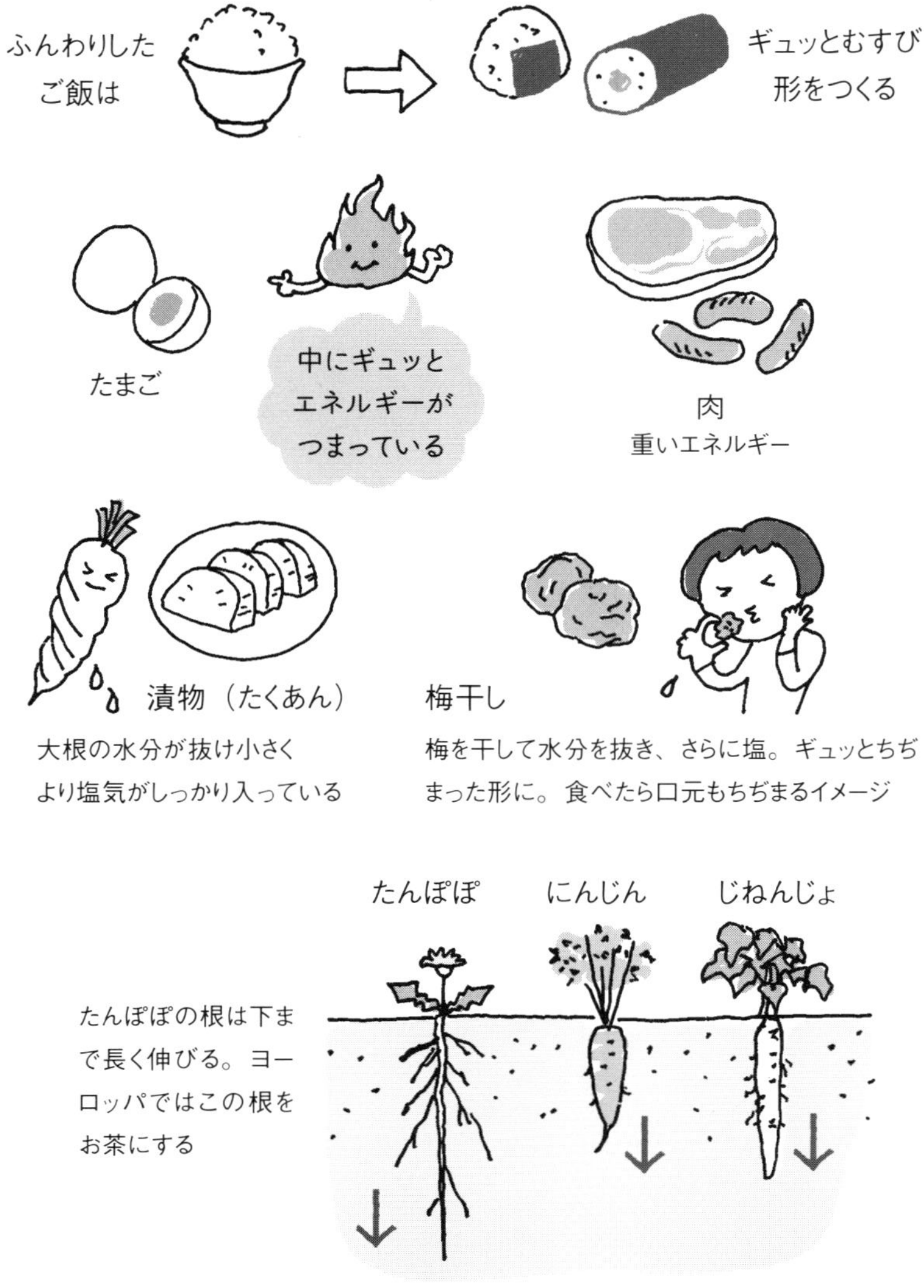
ふんわりした
ご飯は
ギュッとむすび
形をつくる
たまご
中にギュッと
エネルギーが
つまっている
肉
重いエネルギー
漬物（たくあん）
大根の水分が抜け小さく
より塩気がしっかり入っている
梅干し
梅を干して水分を抜き、さらに塩。ギュッとちぢ
まった形に。食べたら口元もちぢまるイメージ
たんぽぽ
にんじん
じねんじょ
たんぽぽの根は下ま
で長く伸びる。ヨー
ロッパではこの根を
お茶にする

また、中庸といって、ゆるめる、引き締めるの中間、とてもバランスが取れたエネルギーのものもあります。

野菜なら丸い野菜（キャベツ、玉ねぎ、かぼちゃなど）

穀物、米、雑穀、そば、小麦

海藻

これらはとても穏やかなエネルギーです。しっかりとした柱、土台を作ってくれる基本の食材です。

日々の食事は、中庸・ゆるめるもの・引き締めるものを全体的にバランスが取れるように組み合わせ、献立を作ってとっていきます。偏りや過不足に気をつけ、お料理の中で活かしていきます。

注意

引き締めすぎていませんか？

濃いソースのハンバーグ、サバの味噌煮、ふりかけたっぷりのご飯

濃い味の味噌汁

ゆるめすぎていませんか？

生サラダに市販のドレッシング、アボカド、パパイヤ

ココナツなど熱帯原産のもの、アイスクリーム

冷たい乳製品に砂糖、かき氷

極端な組み合わせばかりになっていませんか？

辛いスナック菓子、焼肉、ビール、チョコレートパフェ

ハンバーグ、バナナシェイク、スムージー、コーヒー

食べ物の陰陽表

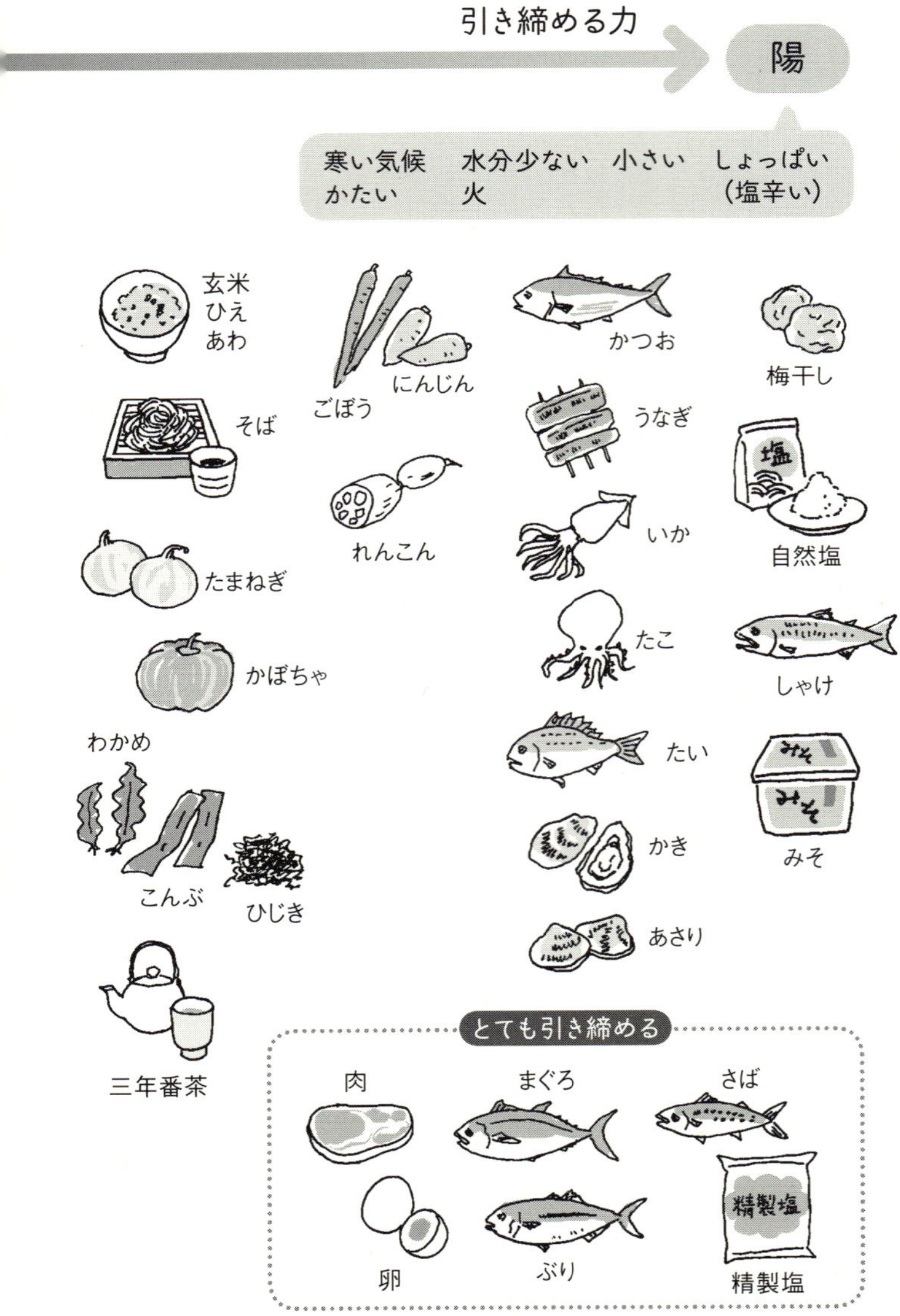
引き締める力
陽
寒い気候　水分少ない　小さい　しょっぱい
かたい　火　(塩辛い)
玄米
ひえ
あわ
ごぼう
にんじん
かつお
梅干し
そば
うなぎ
塩
れんこん
いか
自然塩
たまねぎ
たこ
しゃけ
かぼちゃ
たい
みそ
わかめ
かき
みそ
こんぶ
ひじき
あさり
三年番茶
とても引き締める
肉
まぐろ
さば
精製塩
卵
ぶり
精製塩

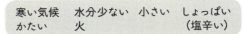

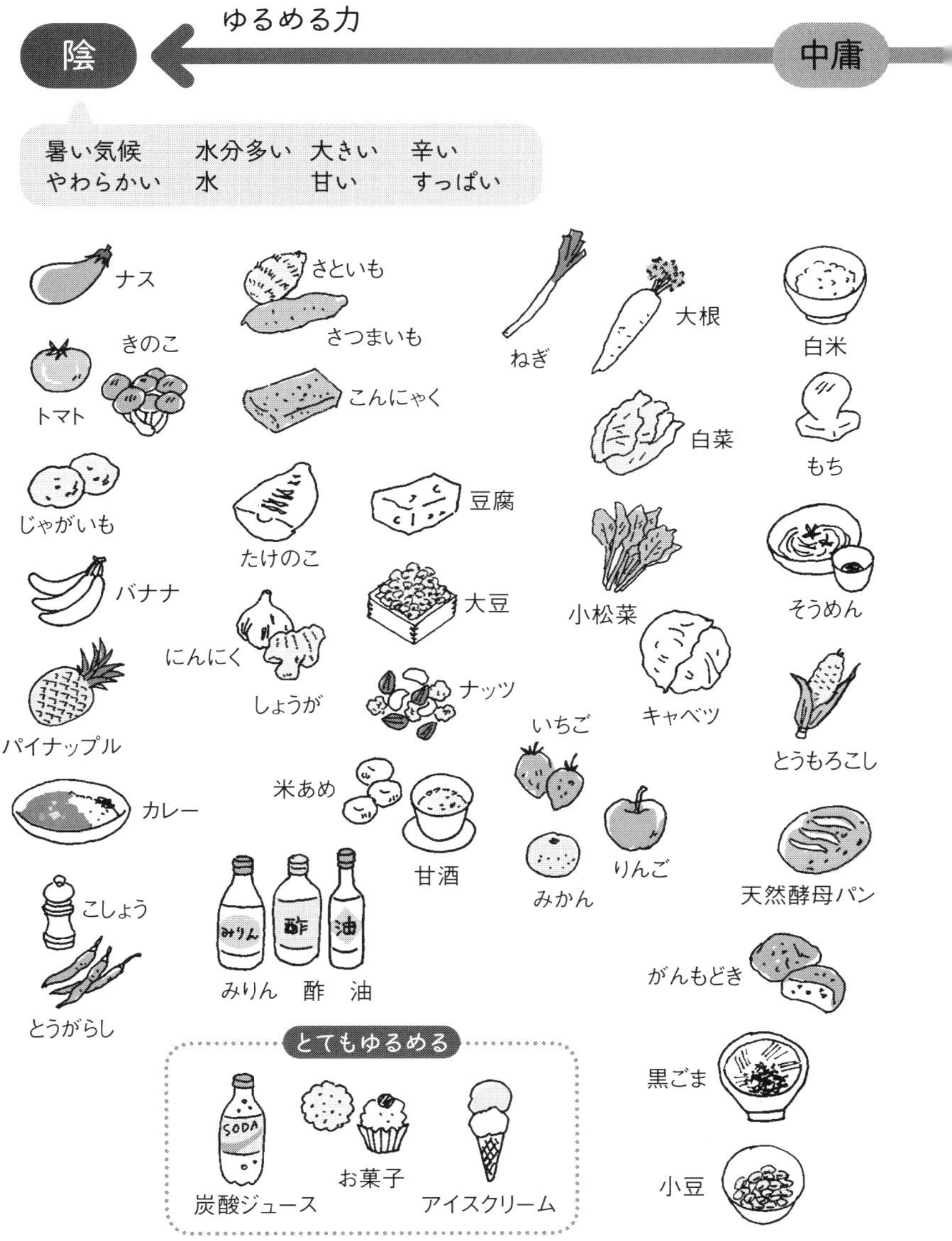
ゆるめる力
陰
中庸
暑い気候　水分多い　大きい　辛い
やわらかい　水　甘い　すっぱい
ナス
トマト
きのこ
じゃがいも
バナナ
パイナップル
カレー
こしょう
とうがらし
さといも
さつまいも
こんにゃく
たけのこ
にんにく
しょうが
米あめ
みりん
酢
油
豆腐
大豆
ナッツ
甘酒
ねぎ
大根
白菜
小松菜
キャベツ
いちご
りんご
みかん
白米
もち
そうめん
とうもろこし
天然酵母パン
がんもどき
黒ごま
小豆
とてもゆるめる
SODA
炭酸ジュース
お菓子
アイスクリーム

穏やかな献立を考えましょう

きんぴら、玄米ご飯、ひじきの煮物、青菜のおひたし
かぼちゃと小豆《あずき》の煮物、きゅうりのぬか漬け

ゆるめる力、引き締める力のどちらかが強すぎないか要注意。優しい食材を使ったり、両方の組み合わせを考えると献立の中でバランスが取れる。

自然のリズムに合わせた朝昼晩メニュー

ゆるめる力、引き締める力は絶えず存在していますが、時間帯によってエネルギーは変化しています。

朝～午前はゆるめる力（上昇する、拡散する）が強いのですが、これは太陽が昇っていくことや、朝顔が午前中にパッと開くことからもわかりやすいですね。

私たちは朝起きる時に伸びをしていませんか？　これもゆるめるエネルギーです。この時間帯に、引き締めるものばかりをとったらどうなるでしょうか。

朝食の例　かたく焼き締めたパン、ソーセージ、目玉焼き

これらは引き締める力が強いですね。

朝の伸びやかなエネルギーをかたくしてしまったり、便秘になりやすかったり……。洋食メニューでしたら、ぜひ野菜をたっぷり入れた薄味のスープをつけてみてください。

シンプルな和食にすると、

朝食の例　発芽玄米《はつがげんまい》ご飯、ぬか漬け、味噌汁、季節の果物

発芽させた玄米は、伸びやかなエネルギーで、朝から午前中を軽やかにスタートするにもぴったりですね。

ぬか漬けも季節の野菜を使い、夏ならきゅうり、冬なら大根やにんじんで、ちょうどよいゆるやかさがとれます。冬はぬか漬けより、もっとしっかり漬け込んだたくあんなどにすれば、引き締め効果がアップです。

味噌汁は、味噌が引き締めてくれるものですが、具材に穏やかなゆるめるものを選ぶといいですね。

小松菜、ねぎ、しめじ。なんでも受け止めてくれる味噌は偉大な調味料ですが、

朝の具を昼、夜より軽めのものにするといいでしょう（夏の朝ならレタスときのこ、セロリとコーンなんていう具も軽くていいですよ）。

旬の果物も口にするなら、この時間に少量を楽しむといいですね。

朝、軽やかな食事を選ぶと、ゆるめるエネルギーが高まっている時間帯に波乗りがうまくいき、快調に過ごせます。

朝のお便り（排便）も、かたくしてしまったら出しにくいですよね。するっと快適にトイレタイムを短くするのも、こうした食べ方が効果的です。

昼になると、ゆるめるエネルギーが最高潮に（時計の針がてっぺんに行くのと同じで、エネルギーも高まります）。

この時間帯は、人はとても活動的で外に出て動き回っている人が多いですね。活動量に合わせて食事をとります。たくさん動く人はボリュームのあるものを選んでもいいでしょう。朝ご飯はおにぎりにせず（おにぎりは引き締めるエネルギーですから）、ふわっとお茶わんによそうのがおすすめですが、お昼以降はおにぎりや巻き物もいいですね。

午後になり、太陽がだんだん落ちてくるに従ってエネルギーも締まってきます。夜は朝よりしっかりした味のものや、時間をかけて調理したもの、火を入れたものが食べたくなったりしますよね。また、品数も欲しいところでしょう。

夜は一番豊かな献立を用意し、バラエティ豊かに、ゆっくりと食事をします。煮物や焼き物、揚げ物や汁物など手をかけたものが並ぶ食卓で、その日に何があったのか、家族でぜひたくさんお話してください。

夜のエネルギーは下降、収縮、体の奥にしっかり栄養が入っていきます。会話もご馳走ですから、一家団欒《だんらん》、ゆったりと食事をしたいものです。

太陽のリズムに合わせて「ゆるめる～締める」食を選ぶと、心も体も一日絶好調！

年間を通して力を発揮できる春夏秋冬の食べ方

アイスが大好きだから冬も食べる。バナナは年中必需品。夏は焼き肉がスタミナ源！

季節感のない食事やおやつが多くなると、自然の移り変わりに体がついていけず、しょっちゅう風邪をひいたりウイルス性の病気にかかりやすくなります。

季節に私たち人間が合わせることが、自然界の中で上手に快適に過ごすコツ。服装は、夏は半袖を着て、冬はセーターにコートなどにしていますよね。同じように食事も季節に合わせて変えていくことが必要です。レパートリーが広がり、食べる楽しみも増しますよ。

現代人は子どもも大人も、

春……花粉症、五月病（会社や学校に行きたくなくなる）、起きられない
夏……熱中症、夏バテ、食欲不振
秋……咳、声枯れ、喉の痛み、風邪、肌の乾燥
冬……しもやけ、冷え、風邪、インフルエンザ

このように、どの季節も不調を感じている人が多いのです。
春は春の食べ方、夏は夏の……と、こうしてシフトしていくと、どの季節も大好き！　と言えるくらい元気に活躍できるようになります。

春

山菜や柑橘《かんきつ》。日本でとれる旬ものをいただきます。ゆるめる力が大きくなる季節です。
毒出しをして、体を軽くするために脂っこいものを控えめにするといいです。
冬眠から起きたクマは、まず、ふきのとうを食べるんですよ。

私たちもいただいてみましょうね。

ゆるめる力が強いので食べる量は少量、そして味噌汁に入れたり味をつけて火にかけるなど、エネルギーを穏やかにする工夫もします。

夏

きゅうり、スイカ、枝豆。旬のものは体の熱を冷まします。これらを食べたら冷房をオフにできるくらい涼しく快適になりますよ。

お肉を多く食べると、体がカッカと熱くなります。

とうもろこしもおすすめの食材です。

秋

収穫の季節です。新米、豆などがおいしいですね。

幼稚園では芋掘り遠足がありませんか。甘いさつまいもでご飯やおやつ作りを一緒に楽しめます。

また、レンコンの季節も始まります。肺を潤し、ビタミンも豊富、秋冬の風邪も防ぐ効果のあるレンコンは頻繁にとりたいものです。

冬

脂肪を蓄え、寒さに負けない体作りをする季節です。普段より少し味を濃く、油も使って大丈夫です。また、火を使うもの、時間をかけてじっくり煮るものは体が芯から温まります。

鍋料理にお肉を入れるご家庭も、旬の白菜やねぎをたっぷり入れてバランスを。おでん、スープ、餅《もち》料理。おやつはお汁粉《しるこ》もいいですね。

季節に合わせて食べ方と食べ物を変える。

第3章

［タイプ別］子どもが変わる！ 食生活のヒント

――カンシャク・くよくよ・神経質…お悩み別食事法

好きな食べ物で気質がわかる!?子どものタイプ診断

これまでお話ししてきたように、子どもが食べたものは心と体に直接大きな影響を与えます。

子どもの今の活動、そして成長の状態に適切なバランスで食事がとれているといいのですが、アンバランスな食生活が続くと、臓器が弱り、それによって起こる不調が顕著になってきます。

そう考えると、お母さんが悩んでいらっしゃるお子さんの状態は**元々の性格だけではなく、エネルギー不足や偏り、食の選択ミスの可能性も大きい**ですね。

まずは、今の状態、体質を見るために、以下の項目で当てはまるものにチェックを入れてみてください。

A〜Eのうち、どれが一番多いでしょうか？

□くよくよ心配ばかり。なかなか行動に移せない　E
□夜、トイレに何度も起きたり、おもらしが多い　E
□暗い所が苦手など怖がり　E
□すぐに疲れた、と座り込む　C
□食が極端に細い　C
□朝、なかなか起きられない、寝起きは不機嫌　A
□冷えている（寒がり、手足が冷たい、しもやけができる）　E
□あまり寝ない（寝つきが悪い）、睡眠が浅い　B
□花粉症である　A
□夏バテする、夏が苦手　B
□骨折や捻挫《ねんざ》、突き指などケガが多い　E
□虫歯が多い　E
□小さいうちから視力が弱い　A

□常に鼻づまり、痰《たん》がからみやすい　D
□扁桃腺《へんとうせん》が腫《は》れやすい　D
□いつまでも咳が治らない　D
□明日は○○だ、嫌だなあ、行きたくないなあ……と常に憂鬱《ゆううつ》　D
□どうせできない、ダメに決まっている、自分なんて……と悲観的　D
□大声をあげたり走り回る。興奮しやすい　B
□焦ってミスを起こしやすい　B
□神経質である　C
□心配性で取り越し苦労が多い　C
□舌ったらずな話し方で吃音《きつおん》がある　B
□まばたきが多い　A
□湿気が苦手。雨の日は落ち込みやすい　C
□メソメソして、いつまでも泣きじゃくる　D

Aが多い……ドカン！ カンシャク持ちタイプ
Bが多い……すぐ興奮する心臓バクバクタイプ
Cが多い……ドヨ〜ン消化不良タイプ
Dが多い……フゥ〜ため息悲しみタイプ
Eが多い……ビクビク怖がりタイプ

A 「肝」が疲れているドカン！ カンシャク持ちタイプ

いわゆる五臓（肝・心・脾・肺・腎）のうちの「肝」、肝臓が疲れています。
東洋では、怒りは「癇癪《かんしゃく》」「肝臓の痛み」と表現されます。
肝臓がかたくなったり腫れるとイライラします。

肉、卵、チーズなど重い動物性の引き締める力が強いものが多くなると、肝臓を締めてかたくし、そこに砂糖や薬などのゆるめる力を持つものがたくさん入ると、爆発を引き起こすマッチのように火をつけて「いきなり激怒」してしまうというパターンです。

肝は目と関係がある（肝の経絡は目につながる）ため、視力が悪い、目がかすんだり、まぶしいなどの症状も肝臓からくることが多いです。

特に、春は肝臓の働きが活発になる季節なので、**春に不調が多い場合は肝臓の疲れを疑ってみます**。

春に目がかゆくなる、アレルギー症状が出る、目やにが多い、そんな子が現代は多いですね。

肝臓は様々な仕事をしてくれる臓器ですが、特に重要な仕事が血液の浄化です。その血液がドロドロしていると、体の中に渋滞が発生したようになり、不調が起こるのです。

血液が汚れると血の巡りが悪くなり、自律神経が乱れます。自律神経が乱れると五月病や不登校、鬱《うつ》的な症状も出やすくなります。

血液が汚れやすいものをたっぷり食べていないかどうかを確認して、血液をきれいにする食べ方を選ぶといいですね。

このタイプの子の好きな食べ物リスト

・脂っこいもの……ハンバーグ、ステーキ、カレー、チーズたっぷりのピザ、ラーメン、焼き肉、揚げ物、ハム、ソーセージ、オムレツ
・お菓子……スナック菓子、ケーキ、アイスクリーム、チョコレート
・食品添加物が入った食品
・ご飯よりおかずをお代わりする
・クラッカー、せんべいなど乾いたかたいもの
・マヨネーズ、バター、チーズなど脂肪やコレステロールが多いもの

陽性で、お肉好き、味が濃い、乾いたかたいものが好き。締めるエネルギーが強く、苦しくなっている状態です。かたくなりすぎたエネルギーをなんとかしようと、逆に強い陰性の甘いものもたっぷりとっていることもあります。

締まりすぎた肝臓を適度にやわらかくする食べ方がいいでしょう。

おすすめの食べ方

- 湯気の立つもの
- できたてのもの
- 味をつけないものも取り入れる（何もつけない、茹《ゆ》で、蒸し野菜など）
- 薄味に
- 酸味を補う（柑橘、酢、梅干しなど）
- 大根を常用する（切り干し大根、大根おろし、煮る、茹でる、焼く様々な調理法で）
- 肉を食べる時はしょうが、ニンニク、ねぎ、玉ねぎ、ニラなどを組み合わせる
- 青菜を積極的にとる（小松菜、青梗菜《ちんげんさい》、春菊など）

・柑橘の果物を適量楽しむ（みかん、八朔《はっさく》、伊予柑、夏みかんなどは肝臓も喜ぶ酸味のある果物です）

・シジミの味噌汁

締まりすぎのエネルギーはかたく、下に沈みますね。それをふわっと持ち上げるイメージを持ってみてください。

重たいお肉やチーズ、卵、濃い味付けで、陽性を強くしすぎないように、ほどよい陰性、ゆるめる力を使うのです。

茹でたての青菜に何もつけないでパクッ！　できたて、フレッシュ。先に挙げた薄味のヒントが、これ一品でたくさんとれますね。

ブロッコリーにはマヨネーズ！　と決めつけず、そのままも本当においしいですよ。

冷凍の野菜では、そのおいしさが出ませんから、ぜひ新鮮なものを使い、すぐに調理し、蒸したてをお子さんに握らせてみてください。

「おいしいね！」という笑顔は、どんよりでなく、ふわっとしているはずですよ。

ます。

また、梅干しの酸味も肝臓にはとてもいいものですが、塩分が強いため小さなお子さんにはちぎって少量にしたり、水につけて塩抜きをするなどの工夫ができます。

また、日々の行動でもエネルギーの過不足はチェックできます。

家の中にこもり、狭い場所でじっとしている（ゲーム機や漫画など）ばかりだと、陽性になっていきますね。

また、ゲームのようにスピード感のあるものばかりを見ていると目が疲れますし、神経も高ぶって落ち着きません。

ぜひ、自然と仲良くする時間も取り入れていきましょう。

お花や野菜などを育ててみるのもいいですね。公園遊びを増やしましょう。

家族のレジャーも山や川、海など自然いっぱいの場所に出かけ、のんびり、そして体を十分に動かすといいですよ。気持ちが「軽く」なっている！　をみんなで実感できます。

ここで、現代っ子のAちゃんの変化をご紹介しましょう。

お母さんが忙しいおうちのAちゃんは、いつも年の近い妹と家遊び。ゲームかテレビで静かに遊んでいました。それ以外も塗り絵やお絵かきなどのインドア派。おやつはスナック菓子が定番。少しでもヘルシーなものを、とお母さんはおせんべいもよく買ってくれました。

食事には缶詰やレトルトを使うことが多く、新鮮な野菜は不足。

レトルトカレーが大好き。疲れやすい、顔色が悪い、濃い味が好き、イライラしやすい（姉妹ゲンカが多い）のがお母さんの心配事でした。

お母さんは料理とエネルギーの勉強に、しっかりレッスンに通ってくださり、生活を改善！

・休日のレジャーはキャンプ、ハイキング
・キャンプでは家族全員で料理をする

・ベランダで花を育て、水やり係に任命
・乾いたお菓子ばかりにならないよう、ゼリーや甘酒のデザートなども手作りするように
・青菜や蒸し野菜の蒸したてを食事前の空腹時に食べさせる（おいしさに気づく）
・だんだんと薄味に慣らしていく
・スナックなどの食べすぎを防ぐため、おにぎりを常備
・子ども料理教室に参加して自信をつけたAちゃんは、自分でマフィンやお菓子作りもするように

Aちゃんはのびのび明るい感じになり、イライラして妹に手をあげることもなくなったとお母さんも喜んでいましたよ。

薄味、青菜、肉やスナック菓子の食べすぎ防止で、締まりすぎた「肝」をゆるめる。

B すぐ興奮する心臓ばくばくタイプ

興奮しすぎて落ち着かない。「静かにしなさい！ 走るのをやめなさい！」と注意されることが多いタイプ。

お調子者で、ふざけるのが好き。みんなから笑われることをする。顔が赤くなりやすい。夏は苦手。熱の発散がうまくいかず、熱中症や脱水症状が起こったり、暑い日は出かけたくないと言う。

熱いお風呂も苦手。汗をたくさんかいて暑がり。クーラーから離れない。質の高い睡眠が取りにくいので常に疲れたり、眠くなる子も多いです。

これは五臓のうち「心」、心臓に負担がかかっている状態です。明るくムードメーカーなのはいいことですが、喜びも過ぎると心臓に負担がかかります。

興奮せずに楽しんだり、笑い、感動があるといいですね。

ドキマギしていると焦ったりミスをしたりも多くなります。**そそっかしい、おっちょこちょい。これもエネルギーを穏やかにすることで変わっていく**でしょう。

このタイプの子の好きな食べ物リスト

・刺激物……辛いもの（カレー、唐辛子《とうがらし》、スパイス、スナック菓子）
・チョコレート、砂糖たっぷりのお菓子
・甘い炭酸飲料
・揚げ物
・焼き肉
・果物が多い
・ハンバーグ、焼き鳥、餃子《ぎょうざ》、卵焼き、焼き魚など、焦《こ》げがあるものが多い
・ハム、明太子《めんたいこ》（「心」の負担となる赤色の食品）
・南国の果物……バナナ、パパイヤ、マンゴー、パイナップル

心臓は血液を循環させる大事なポンプであり、心（精神）を司《つかさど》るところでもあります（英語でハート、と言いますね）。

血液や熱のトラブル、そして意識、思考、睡眠などに不調があれば、心臓の疲れだと思ってよいでしょう。

夏は暑くなって体力も奪われがちですが、熱をうまく発散させ、血液をスムーズに循環させておければ、熱中症や夏バテを防ぐことができますね。

体に熱をこもらせない食べ方があります。

おすすめの食べ方

・濃い緑の野菜……パセリ、大根の葉、しそなど
・苦味のあるもの……ゴーヤ、ごま、玄米コーヒー、タンポポコーヒー（両方ともノンカフェイン）
・心臓によい苦味……よもぎ、ふき、菜の花など
・にがりを使った豆腐（にがりは心臓の働きをよくする成分がある）
・天然の塩、醤油、梅干し（心臓を強くする）
・梅醤番茶《うめしょうばんちゃ》（三年番茶に梅干しのたたき、醤油、生姜汁少量を混ぜたもの）
・心臓が喜ぶ赤色の食品……にんじん、梅干し、豆味噌（赤だし）、スイカ
・きゅうり、トマト、モロヘイヤ、ピーマン、オクラなどの夏野菜（体を冷やす

ので量に気をつけ、塩や味噌を加えてバランスを取る）
・とうもろこし

旬の素材にはその季節を快適に過ごすためのエネルギーが豊富です。冷え性の人ならトマトは生ばかりでなく、焼いたり煮込んだりのお料理も取り入れるといいですね。

「暑い！」と言って肉を濃い味でたっぷり食べ、それでまた喉が渇き、ジュースやアイス……という食べ方は陰陽が極端になり、バランスを崩しやすくなります。それなら**夏野菜を適量とったほうが適度なクールダウン**になります。

中国の人はイベントで行列に並んでいる時、炭酸飲料をがぶ飲み、ではなくきゅうりをかじっていたのを以前、生徒さんがテレビで見たと教えてくださいました。中国の方は穏やかな体の熱の下げ方を今もご存じなんですね。

クーラー漬けでは、体温の自動調整機能が働かなくなってバテてしまいます。昔の日本人は縁側でスイカを食べたり風鈴《ふうりん》の音を聞いて涼んでいました。食べ方や過ごし方で自然に調整できれば負担が少ないですね。
また、興奮を鎮《しず》める生活の知恵も考えてみることができます。

・常に音がする状態（テレビ、音楽、映画など）にせず、無音の時間も作る
・スピードがあるもの（乗り物、ゲーム、テレビなど）、刺激ばかりの環境（騒がしい場所、夜遅くの外出など）にならないようにする
・眠る前には、静かに本を読んだりしてゆっくりと過ごし、気持ちを落ち着かせる（お母さんの絵本の読み聞かせは最適です）
・日中に体をたっぷり動かし、夜はぐっすり眠る
・夜はご飯が遅い時間にならないようにする
・早食いを避け、ゆっくりよく噛む
・お風呂にゆっくり入る

「心」の負担になる赤色の食品（ハム、明太子など）を避け、「心」が喜ぶ赤色の食品（にんじん、梅干し、赤味噌、スイカ）を。

C 胃弱で神経質なドヨ〜ン消化不良タイプ

人と同じ量の食事をいただくと胃もたれする、苦しくなる。特に、タンパク質が多いと体が重くなる。

胃腸が弱く、疲れやすい。神経質、完ぺき主義の子に多いタイプ。精神的にも緊張感が高まったり、ストレスを感じると胃にくる、常にだるい、やる気が出ない。考えすぎて心配性、悩むと食欲が落ちる……。

五臓のうちの「脾《ひ》」、消化に関わる胃腸や膵臓《すいぞう》、脾臓《ひぞう》などが弱っています。胃、膵臓、脾臓は消化吸収、そして食べ物から体に必要なものを取り入れ、全身に送る役割をしています。

東洋では「気・血・水」という生命力をキープするのにとても大切な部分として考えています。ここが停滞すると、気のエネルギーが全身に回らなくなり、元気がない、低血圧、体が重いと感じるようになるのです。

毎日食事をするのですから、胃が弱く、その都度、消化が大変、という状態にしたままでいるわけにはいきません。

胃の負担になる食べ方を見直し、丈夫な胃に変えていくことです。

このタイプの子の好きな食べ物リスト

・お菓子などの甘いもの
・果物
・砂糖、はちみつ、チョコレート
・痩せているけれど大食い
・乳製品
・水分摂取量が多い

消化吸収の力が弱いので、たくさん食べていても太れない人がいます。

脳は食べ物をすっかり吸収してしまうまで「足りない、食べるように」という信号を出すため、食べすぎてしまう傾向があります。

食後にデザートが必ず欲しくなります。

時間をかけてよく噛む、ゆっくり味わって食べるようにしましょう。

甘いものは1章でお話ししたように砂糖や果物だけではありません。穀物や野菜で、穏やかな甘みをとる工夫をします。食事にも自然な甘味を取り入れて満足するようにします。

かぼちゃの塩蒸し、キャベツと玉ねぎのお味噌汁、豆と野菜のスープ。

こうしたものもホッとする甘さが楽しめて、消化もいいですね。

おすすめの食べ方

・煮込む、火を入れたもの
・大根料理（ふろふき大根、切り干し大根など）
・かぼちゃやさつまいも、栗など、甘さのあるものを使う
・玄米餅《もち》（大根おろしと合わせて。スープや汁物、鍋にも入れる）

・甘さをつけたい時は米飴《あめ》、玄米水飴、甘酒を使う
・水分のとりすぎには注意（胃液が薄まりますます消化力が落ちる）
・オーガニック野菜の生き生きしたエネルギーや自然な甘さがよい
・根のもの（根菜、葛《くず》、自然薯《じねんじょ》）でしっかり柱を鍛える
・腹八分目。胃を休める時間を作る
・ご飯、味噌汁を基本とし、体の軸をしっかり作る（胃は体の真ん中に位置する、体の軸となるところ）
・発酵食品

「胃」の負担になる甘いもののとりすぎ、水分のとりすぎなどに注意して、消化吸収力をアップ。

D 「肺」が弱っているフゥ～ため息悲しみタイプ

常にフゥ～とため息をついている。

憂鬱、気が沈みがち。悲しくて涙がポロリ、センチメンタルになる。

物事を悲観的に見る。


五臓のうち「肺」が弱っているタイプです。

鼻水、鼻づまりがある。肌は白く透けるような子も多いです。秋には咳が出て風邪に苦しむ、喘息《ぜんそく》、気管支炎、また喉も腫れやすく、扁桃腺が弱い。肌がカサカサしている。

どれも肺が汚れて起こる症状です。

東洋では肺と鼻が密接な関係があると考えます。鼻水、咳、痰は肺の汚れを表しているのです。

牛乳を多くとると、分解しにくいタンパク質、脂肪分が残ってしまい、汚れとなります。乳製品が好きでアレルギー性鼻炎になっている人も多くいます。

卵や白砂糖も鼻づまりの原因となりますが、乳、卵、砂糖は洋菓子の3大セットですね。量をとりすぎていないかどうかは豊かな現代では再確認が必要です。

このタイプの子の好きな食べ物リスト

・牛乳、チーズ、ヨーグルト、生クリーム、アイスクリーム
・クリーミーで濃厚なもの……ホワイトソース、チーズクリーム、グラタン、シチューなど
・バターや卵たっぷりの甘い洋菓子
・甘いジュース
・脂が多いもの……揚げ物、スナック
・小麦粉……パン、ケーキ、クッキー、お好み焼きなど
・焼き肉、焼き魚、炒め物が多い

おすすめの食べ方

・レンコン（肺に潤いを与えます。ビタミン他栄養価も高いです。咳や喉のトラブルの救世主です）
・水分を含むもの……おひたし、汁物
・蒸したもの……蒸し野菜、お菓子やパンも蒸して作るもの
・寒天ゼリー、水羊羹《ようかん》など寒天を使ったおやつ
・葛粉《くずこ》
・里芋
・大根
・ねぎ……長ねぎ、玉ねぎ
・しょうが（薬味として少量添えます）
・白いパンやご飯より全粒穀物（雑穀、玄米、ライ麦など）を選ぶ
・根菜……ごぼう、人参を皮ごと食べる（きんぴらはとてもよい）

特に注意したいのは、白いものを減らすこと。昔の人は「三白の害」と言って、白い砂糖、粉、白米など白いものを食べていると体が弱る、と警告しました。白いものだけにならないよう、一物全体でエネルギーも高い茶色～黒のものを選んでいきます。

激辛のものは刺激が強く控えたいものですが、カレー、キムチ、明太子などよりも優しい辛味を選択するとよいです。大根、しょうが、ねぎの辛味が理想的です。

「肺」の汚れにつながる乳製品の量を見直し、白い食材（白砂糖、白いパン、白米）より茶色や黒の食材を選ぶ。

E 「腎」が弱っているビクビク怖がりタイプ

五臓のうち「腎」、腎臓が弱っています。

腎は恐れに関係がある臓器。弱っていると高所、閉所恐怖症や人見知り、引きこもり、悪夢など、「怖い」思いをすることが多くなります。

常に不安、恐怖心を持ったり、優柔不断、自信がない、やる気が起きない。目の下にクマがある。手足がじっとりしている(水はけが悪い)。いびきをかく、寝言を言う。

腎と関連のある体のパーツは耳です。

耳の聞こえが悪い、中耳炎などのトラブル、耳鳴りがする……これらも腎の弱りからくることがあります。

逆に、福耳の人は腎臓が生まれつき強い人。高齢の方では時々お見かけしますが、最近の子どもは耳たぶが小さい子が多いようです。ミネラルなど栄養豊富な食事をお母さんがしていたかどうかも関係ありそうですね。

このタイプの子の好きな食べ物リスト

・砂糖たっぷりのお菓子
・甘い果物
・薬、人工的なもの、添加物
・冷たいもの（ジュース、アイス、氷入り）
・タンパク質が多すぎる（特に動物性）
・ほうれん草、ピーマン（シュウ酸が多く結石を作りやすい）

腎は骨と深い関わりがあります。

腎が弱るとケガをしやすくなる、虫歯になりやすいのです。

甘いものは虫歯になる、と言います。それは白砂糖を体の中で消化するときにカルシウムを使いますが、血中のカルシウム量では足りなくなり、骨や歯からも使うことがあるからです。

精製された砂糖には栄養はほとんど含まれていないので、体内からミネラルを消費してしまいます。ケガ、虫歯が多い、という子は、まず砂糖をとりすぎていないかどうかを見直してみましょう。

冷え性は腎が弱い人の特徴です。腎は寒さ、冷えに弱いので冬に負担をかけやすくなります。冬に冷たいもの、体を冷やすものをとりすぎていないか要注意。冬でも暖房をきかせ、氷を浮かべたジュースやアイス、トロピカルフルーツなどを楽しんでいては、腎が悲鳴をあげてしまいます。

水分の代謝が悪くむくみ、トイレが近い、お漏らしが多いことも。水分のとりすぎにも注意です。

おすすめの食べ方

腎には塩気が大事です。とりすぎないよう適量にしますが（子どもは薄味）、よい塩を摂取します。

精製塩は血圧を上げるリスクがありますので、にがりを含む自然塩を選びます。自然塩には体を温めるエネルギーがありますから、冷え性対策にもいいですね。

・そば
・黒豆
・黒米
・小豆《あずき》
・昆布
・高野豆腐《こうやどうふ》
・しっかり煮込んだもの（おでん、スープなど）
・ひじき

冷たいものを控え、にがりを含む自然塩で「腎」を強くする。

第4章

子どももママも幸せになる！台所からの子育て革命

――わが子の一生を決める！「食」を選ぶ力の育て方

手作りのおにぎりで、子どもに伝わる大切なこと

型があるから便利、ラップで包みながら握るのが衛生的と、最近は「おにぎり（おむすび）を素手で握らない」という人が増えていると言います。

私がいつも「おにぎり」と言って頭に浮かぶのは、母が両手に塩をまぶして握ってくれた大きめのものです。

ちょっと大きすぎるな、なんて思いながら、母の愛に包まれたような温かさを子どもながらに感じていました。

母が一度具合を悪くしてしまった時に幼稚園の遠足があり、その時だけは祖母が来て握ってくれました。もちろん、おばあちゃんお手製も嬉しかったですよ。

身近な、大事な人が手を使ってこしらえてくれるもの。

そこには揺るぎない愛情がこもっている。「お手当て」というように、手のパワーが人を癒したり、治したり応援したりする。手から「気」が出ているんですよね。

だから……、シンプルなおにぎりは飽きることなく、またいつでも嬉しくなる特別なものなんでしょうね。

ご飯を、これからは今より少し多めに炊きませんか？　余ったものをちょいちょいと（結んで）おにぎりにして、おやつに、お昼ご飯に、お出かけの際に。

そうすれば、コンビニでおにぎりを買うことはきっと減りますね。

冷めたおにぎりがいつも温かいのは、握ってくれた人の愛を感じられるから。

缶詰・冷凍食品・袋菓子…伸びない食べ物が多いと…

子どもには「のびのび」という言葉が似合いますね。

元気に体を動かし、心にも制限なく思いきり活動してほしい……。それなら、食事も伸びやかになれるものを用意しましょう。

・缶詰
・冷凍食品
・フリーズドライ
・真空パック
・買ってきた袋菓子

伸びない食べ物が多いと……背中も丸まってしまいそう。思いきりパワーが出ません。

できたてでないものばかり。息をしていない食品。それらでは、心まで満たされません。

便利ではありますが、これらが多くならないように意識しましょう。

缶詰ばかり食べていると↓心も窮屈に
冷凍ばかり食べていると↓体も心も冷え性に、無感動に
真空パックばかり食べていると↓呼吸が浅く

そんなイメージを持ってみると、ハッとすることがありますね。

できたて
ゆでたて

炊きたて
そんなものならどうでしょう。
ふんわりして
温かくて
湯気が立っていて
香りが立ち込める……
これならお子さんもやる気アップ！　エネルギーアップ！　しそうですよね。

伸びやかなエネルギーで子どもはもっと活躍できる！

買ってきたおやつも ひと手間でエネルギーアップ！

手作りのおやつ、いいですよね。甘味や脂肪を減らすなどヘルシーに変えることができますし、安心安全な材料も選べます。

そしてお母さんが作ってくれたという子どもの喜び、驚き。一緒に作るのも、いつまでも残る楽しい思い出に。ぜひ、おすすめしたいです。

ただ、毎日おやつを作るのは無理だな……市販のお菓子の場合は、できるだけお皿に盛り付けてあげましょう。

袋やパッケージのまま渡さず、適量をお皿に盛り、飲み物もコップやグラスに注ぐ——これだけで気持ちが豊かになりますし、盛り付けたというお母さんの愛も入ります。

直接パッケージから食べるのは、

なんだかさみしい感じ
温かみがない
食べすぎてしまう
と感じている人も多いのです。
やる気が出ない、元気が出ない、学校や習い事を休みたがる、疲れている……。
おやつは子どもの楽しみでもあります。食事だけでなく、おやつでも、寂しさや物足りなさを生じさせない工夫で満足度アップ！

買ってきたものもサッとひと手間、少しでも母（人）の「気」を入れる。

「子どもが食べない」と悩んでいるお母さんへ

これまでに開催してきた3歳から小学生まで男女ＯＫ、の教室にはたくさんのキッズが目を輝かせて参加してくれました。

みんな料理に興味津々《しんしん》。料理を知りたい、作ってみたい。そんな気持ちがあるのですね。

普段は、危ないからと包丁を持ったことがない子たちも大勢でしたが、私は2歳から持たせられますよ～とレッスンを始めます。

すると、みんな大喜び。話をきちんと聞き、約束を守りながら作業をしてくれます（危なくないように最初に包丁の持ち方や扱い方などをしっかり説明します。すると、すぐに覚えて、お母さんの包丁の置き方を注意するようになる子もいますよ）。

料理自体が、集中力を身につけるチャンスです。指を切らないように、火に気をつけて、どのタイミングで……と。

そして、私の教室では「子どもウケ」を狙う料理はせず、「子どもに食べて欲しい」料理を出しています。

玄米ご飯だったり、ふきの煮物だったり、切り干し大根……と、渋めのものもたくさん登場します（もちろん、子どもにふさわしい味付けや組み合わせ、調理法で出すようにします）。

これを「子どもは食べない」と決めつけるのは早いのです。

自分が作ったものは、愛《いと》おしそうに食べます。季節のお話、食材のお話なども目を輝かせ聞きます。

旬のもの、自然なもの、エネルギーの高い素材は、子どももおいしさを味わって食べるのです。

皆さんのご家庭でも、小さい頃から料理を一緒にする体験をぜひ増やしてみてください。

料理の楽しみを覚えることは一番効果的な食育です。また、自分で食事を作る、という達成感は自信につながります。

ちびっこシェフが増えれば、もっと健康な子どもが増える、自己実現する子が増えていきますよ。

子どもが食べるようになるには、料理を経験させるのが近道！　ぜひ、お買い物から一緒に行き、食材に関心を持つような機会を増やしましょう。

「自分で食を選ぶ力」を育てる

子どもは天才。常に大人に大事なことを優しく教えてくれる存在です。

彼らは（大人に比べたら）新しい体、頭を持っていてピカピカ。瞳も曇っておらず（曇っている子もいる？　それは大変！　すぐピカピカに戻したいですね）、純粋に自然のエネルギーを感じたり受け取ったりも得意です。

現代のスピード社会にすっかり慣れて、ゲームやテレビ、ケータイなど使いこなし、食事も自然からかけ離れた冷凍、フリーズドライ、インスタント……そんなものが普通になっている子も多いかもしれませんが、そこからだって変える、変わることはできるんです。

強いものを与えれば与えるほど、子どもはそれを喜んだり、楽しむようになっ

てしまいます。

そして、中毒性のあるこれらのもの（ゲーム中毒、砂糖中毒……）は習慣性があり、さらにもっと！　もっと多く、強く、と欲求が増えてくるのが特徴です。中毒真っ最中かな？　というご家庭でも、お母さん、あきらめないでくださいね。工夫して、楽しく子どもの自然な感覚にアプローチしていきましょう。

本来の感覚を取り戻すこと、できますよ。

自然な味や必要なエネルギーをしっかり感じられた時のパフォーマンスがいい！

あっちを選んだら疲れなかった、調子がよかった！

と、そのうち感じるようになり、次はこれを選ぼう！　と徐々に変わっていくのです。

選ぶ力を鍛えれば、「成功」が増えると実感できる！

味付けを見直そう

味付けが濃い、市販のタレなどを日常的に使う、外食が多い——これは子どもの味覚を鈍くします。また、常に喉が渇き、ジュースやアイスが欲しくなります。○○のたれ、～のもと（素）。そういうものが定番だったご家庭は、シンプルで良質な調味料を揃えてみましょう。

本物の調味料……伝統的な製法で作られる。余計な添加物や保存料が入っていない。

お値段は張りますが、嬉しい効果がたくさんあります。

・**おいしさが違います**。深く、複雑な、旨味、甘味。料理のレベルをアップしてくれます。

・**少量で満足します。**味が素晴らしいので、ドバドバかけずとも少量で存在感があります。調味料のかけすぎ、塩分のとりすぎも防げます。

・**体を整えます。**本物の調味料は、ただ味をつける、味を整えるだけでなく、体まで整えてくれる、お薬代わりのようなものです。

日本が誇る発酵の技術を使った醤油や味噌に含まれる栄養素が体に入り、子どもたちの活動を応援してくれますよ。

・**血液が変わります。**調味料は毎日とるもの、体にかなり入っていくもの。しっかり選びたいですね。

・**本物がわかる子になります。**素材の質や調理法などがよくないもの、体のバランスを乱すものなどに敏感になり、食べすぎないようになります。

調味料を変えると料理の味わいが変わる！ 食べたあとの満足度が違う！

食育で生まれる新しい親子関係

家族で食べ物についての会話を日々していますか？

食を大切にしていると、食卓でも食材や料理、調理法などについて話すことが毎日たくさんあります。

伝統行事と食べ物の関係、地域の料理、名産地。そんな話から歴史や地理までつながって、子どもは興味を持つでしょう。

さつまいもの名前の由来は、薩摩《さつま》から来た芋だからさつまいも（薩摩＝鹿児島県）。

江戸時代の薩摩は江戸より早く、さつまいもの栽培をしていました。

たび重なる飢饉《ききん》の対応策として、薩摩から持ち込んだのが江戸での栽培の始まりと言われています。

江戸より先にさつまいもの栽培をしていた薩摩では、琉球芋《りゅうきゅう》と呼んでいました。琉球（沖縄県）から来た芋だったのです。

そして、当時の沖縄では、からいもと呼ばれていました。唐（当時の中国の呼び名）から来た芋だったからです。

このように輸入先の地名で呼ばれていたのが、次第にサツマイモに統一されていきました。

からいも→琉球芋→さつまいも

こうして江戸に入って栽培地域を広めていったさつまいもには、ほかにも呼び名がありました。

「九里（栗）よりうまい十三里」

甘くておいしいさつまいもを栗よりおいしい芋として、十三里と呼んでいたのです。

一説では、江戸からちょうど十三里の距離にある川越が安くておいしいさつまいもの産地だったからということ。川越の地名をとって川越芋という名前もあります。

――な～んて話は、食べながら楽しく覚えられること。

おいしい食事やおやつを楽しみながら、自然に学ぶこともできる……これが本当の食育ですね。

この食育は、詰め込みのお勉強ではなく、家族との楽しい会話の中で自然に身についたこと、というのも大きなポイントです。団欒《だんらん》が日々たっぷりできている証しでもありますね。

こんなことを続けた生徒さんのお子さんたちは、確実に変わっていきました。

お母さんたちのお話

「いつも外食したい、と子どもからリクエスト。外での食事が大好きでした。濃い味に慣れさせてしまっていたのと、私が料理に手をかけていなかったのが原因だと思います。

教室で習った料理を必ず復習し、だんだん上手になってきたら、外食の回数が減りました。地味なおかずも残さず食べるように。すると、**今までより子どもが落ち着いてきた、疲れにくくなっている、風邪をひきにくい**、と気づきました。

良い野菜や豆腐を買うと、『前のと違うね、こっちがおいしいね』とすぐに気づくことにも驚いています。家の中で過ごすことが多かった子でしたが、外で体を動かし、元気に遊ぶようにもなりました」（Yさんのお子さん、小学3年生・男子）

「受験のために1年間しっかり食事を考えてやっていきました。

ケーキ屋さんのお菓子が大好きだったのに、きびだんご、その他レッスンで習う素朴なお菓子をまず食べさせると意外に喜びましたので、**次は一緒に作ってみました。するともっと喜んで、自分一人でも作るように**。だんだんケーキ屋さんに行かなくなりました（今はすっかり行きません）。

受験が終わり、無事志望校に合格、お疲れ様の気持ちで、以前好きだったレストランでステーキやパフェをオーダーしました。すると、娘は『もうこういうのあまりいらないな。お母さんが作ってくれていた、あっちがいいな』と。**味覚も変わり、どういうものを食べたら自分が調子がいいか、が分かった**のだと思います」（Kさんのお子さん、中学1年生・女子）

「早いかなと思ったのですが、きんぴら（薄味にして）を出したら大喜び。こんなのも食べるのかって驚きました。

お子様ランチ的なものが好きだろうと勝手に私が考えていたようで、**ヘルシーな和食、素朴なものをパクパク食べるんですね。いつも冬は風邪を何度かひくのに今年は家族の誰もひきませんでした！**」（Mさんのお子さん、2歳・女子）

「お友達が先生の料理教室（私の教室、マクロウタセ）に通っていて、そのお宅に遊びに行った時に出るもの（おにぎりやうどん、おはぎや手作りのケーキなど）をうちの子がすごく気に入って、『お母さん、うちもああいうのにして』と言われたんです。

私は料理が嫌いで、給食で栄養をとってきてほしい、と考えていました。お友達の家で食べたものに温かさや優しさを子どもは感じたのかな…と反省しました。うちもおやつにおにぎりや白玉を出すようにしましたら、スナックやガムなどを食べる回数も減り、すごく嬉しそうなんです。**学校を休みがち、半分不登校だった我が子が、食事を変えてから学校に行く回数が増えてきました！**」（Tさんのお子さん、4年生・男子）

「買ってきたフライドチキンやハンバーガーが家族の好物でした。**不登校気味だった息子、彼が好きなものを一緒に楽しく食べることがサポートになるかと以前は思っていた**のですが、教室で食べることの意味や、料理の力を学び、私の意識が変わりました。丁寧に作ったきんぴら、煮物、息子はこういうのいいねって全部食べました。すごく驚きました。私が料理に力を入れれば入れるほど**学校に行く日数が増えて……今はほとんど毎日登校しています！**

そして、私が忙しくて料理の手抜きが続いたりすると、今は息子から『**お母さん、そろそろあれ作ってよ**』（特にきんぴらが好物）『お味噌汁、朝は絶対欲しいからよろしく』と言ってくるんです」（Aさんのお子さん、中学2年生・男子）

「試験や部活の試合前になると、娘から、『お母さん、**明日のお弁当はおにぎりだけにして。集中したいから**』『玄米を炊いてね、お母さん』『今夜、きんぴらにしてくれない？』『お母さん、数日はご飯にゴマを振ってね』などとリクエストが入ります。

普段は色々なものをたくさん食べる彼女ですが、**大事な時はシンプルに、粗食に、そして気を引き締めるものに……ということをやってきて成果を感じている**ようです」

（Sさんのお子さん、高校1年生・女子）

Oさんのお子さん（高校1年生・女子）は、塾に通わず自宅学習のみで、県下No.1の高校に合格！　その秘訣を聞きました。

「娘も中学生の頃から自然食の本をよく読むようになって、自分から試験前には『こういうごはんを出して』とどんどんリクエストを出すようになってました。それはいたってシンプルなごま塩玄米ごはんです。試験日のお弁当もごま塩玄米ごはんでした。**集中したい時は、実は、娘だけ玄米ごはんと梅干しだけしか食べない日もありました。あと、試験近くになったら油ものは控えてほしいというリクエストがあり、確か、揚**

げ物は出しませんでした。

あとは、勉強するにも何をするにも健康な心と身体が必要との考えから、毎日ちゃんとした時間（午後9時前）に私が作ったごはんを食べさせたくて、塾に行かせたくなかったのは私のほうでした。結果的に娘もちゃんとした時間にお母さんのごはんが食べたい！　と、塾には行かないという選択をしたようです。

勉強するにも仕事をするにも、それをする人が、まず健康であることが一番大事！　食事はその源！　その考えは親子で共有しております。『受験生なんだから、さっさと食べなさい』とか、**『早く食べなさい』いうことを私は一度も言ったことがありません。家にいる時こそゆっくり時間をかけて、よく噛んで食べさせました。その分、満足しているようでした**し、夜食などを必要としませんでした。食事の時は十分リラックスして、勉強とのメリハリをきかせたかったからです。これは結果オーライでした」

食べ方を変えて、多くのお子さんが変身する姿を、これまで見せて、聞かせていただきました。

・怖がりから、挑戦できる子に
・ため息ばかり、から、楽しく学校に行く子に
・悲観的、から、楽観的（何をしても楽しい！）に
・怒りんぼ卒業、穏やかで優しい子に

子どもを無理に変えた、しつけたのではなく、もともと持っているよさを引き出した——お料理やお母さん、周りの人の愛情がそのお手伝いをしたのだと思います。

また、子どもさんが変わったということは、実は、お母さん自身も一緒に、またはその前に変わっていたのです。**意識、行動（選択）……親子で一緒に、いつまでも成長！　前進！**　台所革命は、お子さんのために始めても、結局は家族全員に嬉しい効果をもたらしてくれます。

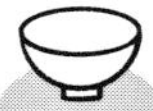

子どもがいつでも力を発揮できる環境、体と心作りを、ご家庭で用意できる。台所からできることで、家族も一緒に変われる。

噛む工夫でもっと賢く！

大人でもあまり噛まずに食事をする時代。次の表を見てください。昔と現代を比べると、咀嚼《そしゃく》回数も食事時間も激減していますね。

昔と現代の食事と噛む回数　データ比較

時代	咀嚼回数	食事時間
弥生	3990	51分
鎌倉	2654	29分
江戸初期	1465	22分
現代	620	11分

（参考資料：よく噛んで食べる　忘れられた究極の健康法、齋藤滋、NHK出版）

やわらかいもの（外国の料理）が多くなった、急いでいるなどが原因ですが、噛むことは健康にも、集中力にも嬉しいことがたくさんあります。**脳の発達、知育を助ける。認知症の予防、体力向上、全力投球する（歯を食いしばる）力にもつながります。**

ぜひ、日頃からしっかり噛みましょう。

・ひと口50回を目指す
・噛める料理、食材のチョイス。ドロドロやわらかいものばかりにしない
・（子どもの歯が揃ってから、だんだんと）お子さんには、噛むとおいしくなる、味がよくわかると伝える
・「しっかり噛んでいるか比べっこしよう！」とゲーム感覚でお母さんと顔を突き合わせ、親子一緒にもぐもぐ。強制ではなく、楽しく習慣化を
・好きな言葉を5回考えながら噛んでみよう作戦。

前向きで楽しくなる10文字の言葉（例：まいにちがたのしいな）を考え、それを考えながら噛むことを5セット

1、2、3……50と数を数えて噛むより、楽しく続けられます。

「よく噛みなさい」と強制的にしつけるのではなく、食材や料理を工夫したり、ゲーム感覚で楽しく「もぐもぐ」の習慣化を。

季節感を食卓で感じる家に

ハンバーガーにポテト、牛丼……ファストフードやフードコートの食事などで季節感を感じることはほとんどありませんね。

家庭の食事のよさは、季節感を常に感じられること。子どもの食育もこうしたことが一番効果があります。

食事から季節を知ること、楽しむこと、感性を養うこと、伝統や文化まで、**たくさんの教育が、ひと皿からできる**ということ。食事が豊かであることは、子どもにとって最高の教育の一つです。

春の料理や食材

・若竹煮……わかめとたけのこ（筍）を煮た一品。たけのこは春、ぐんぐん育ちます。そのスピードはダントツ！ **どんどん背が伸びる成長中の子どもも、たけのこの伸びやかなエネルギーを上手に活用しましょう**（強いものなので食べすぎず適量を）。

・ふきのとう、ふき……春の始まりはふきのとうから。**熊さんも冬眠から目覚めると、ふきのとうを食べて、毒出しをして活動を始めるんだよ**、と子どもたちに話して聞かせると……、みんな苦いふきのとうを食べるんですよ。

デトックス効果が高い食材。幼稚園くらいになり食べられるようになったら、取り入れてみましょう。

ふきは、ふきのとうより苦味が減って食べやすくなりますね。煮物、ふきご飯、きゃらぶき（ふきの佃煮）などにして、春のエネルギーをいただきましょう。

・ヨモギ……草餅、草だんご。昔の人の春のお菓子はこうしたものでしたね。春の香りいっぱい、**身体を整える薬代わり**です。

・グリンピース、スナップエンドウなど……青い豆もおいしいですね。マヨネーズなどをつけず、ぜひそのまま、素材の甘さを味わって。

夏の料理や食材

・とうもろこし……子どもが大好きな穀物です。蒸すと栄養価も逃げず、甘く濃い味でいただけます。ご飯どきはもちろん、おやつにもぴったり。

・スイカ……体の熱を冷ましてくれる果物です。スイカを食べたらエアコンを切っても大丈夫。上手に**食べ物で体温も調整**できます。**スイカに塩を少し振ると、ゆるみすぎない、冷やしすぎないですし、甘さも引き立ちます**。冷やしすぎずにスイカも召し上がれ。

・ゴーヤ……太陽に向かって、ぐんぐん上に伸びる野菜です。夏バテ防止にもぴったり。よく炒めるか煮ると苦さをあまり感じなくなるので子どもも食べますよ。

トマトやかぼちゃと煮込んだ洋風のシチューも子どもに大人気です。

秋の料理や食材

・穀物……米や雑穀の収穫時期です。新米は最高のご馳走ですね。ご飯をモリモリ食べたくなるのも秋ですね。混ぜご飯、炊き込みご飯がおすすめの季節。おやつにも、おはぎを作ったり、お米を使ってみてくださいね。

・レンコン……血液をきれいにし、肺を強くしてくれます。秋冬はレンコンをしっかり食べて乾燥を予防しましょう。煮物、きんぴら、あるいは蒸しても、もっちりおいしいです。

・栗……蒸せばおいしいおやつに。栗ご飯もいいですね。イガイガの姿もぜひ見せて、栗の姿も教えてあげてくださいね。

冬の料理や食材

・ひじき……**ひじきは身体を温めるパワーがあります。**栄養価も豊富です。煮物にしたり、ひじきご飯やサラダなど、いろいろ活用しましょう

・味噌……冬は味噌作り。お子さんと一緒に作るのも楽しいですよ。体を温めてくれる優秀な食品です。

・干し柿……生で食べるよりも体を冷やしません。保存食作りをお子さんとす

ると、食への関心が高まり、知識が増え、食べる喜びがわかる子になりますね。

・鍋……体が温まり、簡単にできるので、忙しいお母さんにも嬉しいメニュー。醤油や出汁で味をつける、味噌味、塩麹《しおこうじ》を使うなど、バリエーションも楽しみましょう。

しょうがや甘酒を入れてもおいしいですよ。市販の鍋のタレなどが不要になりますから、安心素材でバリエーションをつけましょう。

季節の行事

伝統行事や日本の食習慣について、子どもと一緒に体感！　楽しい思い出を作りながら学べますね。

ぜひ、豊かな体験をたくさん親子で楽しんでください。

春……山菜採り、柑橘のピールやジャム作り、桜餅、柏餅、ちまき、田植え、らっきょう作り

夏……梅干し作り、スイカ割り
秋……芋掘り、米の収穫、干し柿
冬……味噌作り、餅つき、こんにゃく作り、おせち料理、豆まき

季節感のある食卓は、豊かで楽しい最高の教育の場！

子どもは愛を食べて育つ

子どもは日々成長しています。脳も、体も、かなりのスピードですくすくと育っていますね。

それに欠かせないのが毎日の食事。そして周りからの愛情です。

どちらが欠けても、安心してその子らしく大きくなることは難しいもの。毎日の料理に、お子さんに必要な栄養と、プラス大きな愛を込めることを忘れないでいたいですね。

お料理には、栄養素と一緒に「気」が入っています。

子どもが元気に、陽気に、時に勇気を持って活動するには、いつだって「気」が大事ですね。集中するにも何かを学び、得るにも「気力」が必要です。

子どもは、食からも「気」を素直に受け取っています。

・お母さんが楽しくお料理している
・お子様の体調や幸せを考えながら作っている
・食べることを心から楽しんでいる

これができたら……お子さんは安心して食事をとれますし、そんな料理は心から食べたい、と思います。食べることが幸せ、と日々満足感が得られます。

忙しい現代ママは、

「料理が面倒」「○○でいいや（時間がないから、疲れたから、買ってきたもので……）」「どうせ食べないから」「さっさと食べてほしい」「お昼は給食が便利。家で食べることが多い夏休みは憂鬱」

こういう気持ちで料理や食事に向き合ってしまっている方が多いかもしれません。お料理が苦手な方は、つい消極的な気持ちになってしまうのもわかります。

でも、この「気」に包まれたものを、子どもにおいしく楽しく食べてね、というのは難しい注文でもあるのです。

その料理に込められた重たい気、**やる気のなさ、ネガティブな感情、嫌々やっている感じ……自然に伝わってしまうのです**。子どもは敏感なんですね。

それらを常に食べるのは、子どもも苦しいかもしれませんね。

お母さんが作っている時の顔、食べている時の表情もしっかりチェックされていますよ。

子どもはお母さんが大好き。いつもお母さんが喜んでいるかどうか、見つめてくれているのです。

・暗い
・無表情　無感動
・ノーコメント（料理に関する感想などがない）
・せかせか
・イライラ
・ため息

忙しさや疲れから、これが出ていたら要注意です。

料理は楽しく！　家族を守る食事が作れる幸せを噛みしめましょう。自分の作る料理で子どもが元気に育ってくれるなんて、よく考えたら本当にありがたいことです。

子どもは、自分の健康、そのほかの全信頼をお母さんに置いてくれています。

私の母が、昔言っておりました。

「子どもって、親が出した食べ物を、毒が入っているか、腐っているか、など一瞬も疑わずに、あーんと可愛い顔をして口をあけて食べる。すごく信頼しているってことよね。これを見て、私にはすごい責任があるんだ、と子どもを産んで思ったの」

私も、自分が母親になってわかりました。疑いのない愛の強さを。

そして、一緒にゆったり食べましょう。

食事中は会話も楽しみましょうね。

「きょうの料理は〜〜だよ」

「これは今の季節のお野菜だよ」

「どんな匂いがするかな?」

「プチッとはじけて楽しいね」

「噛んでいると甘くなるね」


こんな会話がいつも自然にできていたら、**食事が好きになる、楽しむようになる、食への関心が高まる、味わって食べる**――いいことがたくさんありますね。

食事中はお母さんも子どもも笑顔で、「おいしい!」が連発! 笑顔の食卓を作りたいですね。

幸せな気持ちで食べると、消化も良くなりますよ。

食事は、「栄養」だけでなく、元気・陽気・勇気のもととなる「気」を考える

ママは世界一のコック

「レストランみたいにきれいには切れない」

「飾り付けのセンスもイマイチ」

「やっぱり外食のほうが好きだよね……」

いいえ、そんなことはありません。

お子さんにとって、お母さんは世界一大事な存在。お母さんのお料理を楽しみに毎日待っているんです。

世界のどこを探しても……、
自分にぴったりな料理を出してくれる人はほかにいない。

自分の体調を見て、アレンジしてくれる人はいない。

自分の苦手なもの、体に合わないものを知っていてくれる。

自分が食べやすいように工夫してくれる。

自分のことを考えて、愛情込めて作ってくれる。


そんな人はいないのですから。

どうぞ自信を持って。

この子にとって私がNo.1。絶対的に信頼されているのです！

お母さんは楽しく料理をして、その期待に応えましょう。

食事はお母さん（大人）から子どもへの、毎日できる最高のプレゼントです。

「お母さんのお味噌汁は一番落ち着く」

「握ってくれるおむすびは、ほろりとやわらかくておいしいんだ」

そんなふうに愛情はいつもしっかり受け渡され、伝わっていますよ。

それをしっかり受け取っている子は、安定感抜群です。

「自分は大事にされている」「愛されている」と毎食感じることができるからです。

その自己肯定感は、自信となります。

自信があるから、怖がらず何かに挑戦できる、集中して取り組める。
満たされているから、いつもご機嫌。
幸せだから人をいじめたり、ひがんだり、すねたりすることもありません。

子どもが、心から安定する料理の力を、ぜひ感じてみてください。

お母さんの料理を毎日食べている子は、親から毎日プレゼントをもらっているのと同じ。だから、自己肯定感が高い子、意欲があり挑戦できる子になる。

「できたて」「作りたて」料理のパワー

できたての料理が目の前に出てくる――**この距離や時間の「近さ」こそ一番贅沢で、最強のパワーになります。**

食べている人が喜びでいっぱいになる。料理が作られて口に入るまでにある「距離」が近い。これは一番おいしく、栄養とエネルギーがある状態で食べることができます。

目の前で作る人の姿も見ることができ、湯気や香りという心が揺さぶられる素敵な体験もついてきて、感動指数も高くなりますよね。

逆に、遠ければ遠いほど、そのパワーは薄れている、と考えてみてください。

コンビニのお弁当は何時間前に作られたのか。どこで？　誰が？　わからない。

工場に着く前にその材料はまたどこか遠い工場で途中まで加工されていたかもしれない。その前はどこかで冷凍されていた。その前は、はるばる海外から……。何箇所も経由して、たくさん加工をされて作り上げられるお弁当。

食べて満足感が得られなかったり、おいしさも足りない、元気が出ない……そんなこともあるのです。

（料理ができた場所と自分の口までの）距離は近いほどいい。

お弁当はお守り&ラブレター

毎日お弁当を持たせていているおうちは、慣れていて習慣になっているかと思いますが、時々持たせる方（学校が1学期に一度、お弁当の日を設けている、行事の時だけ、など）は、「明日はお弁当がいるのか〜!! 嫌だなあ」「お弁当のおかずで頭が痛い……」という方もいらっしゃいますよね。

お弁当は、そのためにゼロから作るとなると大変ですが、前の晩のおかずで十分です（前の晩に栄養のあるものを丁寧に作っておく。多めに作っておけばいいですね）。ぜひ、頭を痛めず楽しい気持ちで用意してください。

お弁当を子どもに渡すという行為は、幸せな、恵まれたことです。

ラブレター、元気のバトンを渡すのと一緒です。

「今日も元気でね」

「お友達と仲よく」

「たくさん学んでおいで」

「面白い発見があるといいね」

「車に気をつけてね」

というメッセージがお弁当に詰まっています。


お守りでもあるんです。帰ってきて、カラになったお弁当箱で、子どもの体や心の様子も想像できますね。

お弁当は幸せの箱。親子で、この受け渡し、大事にしていただきたいな、と思います。

お弁当を子どもへのラブレター&お守りととらえると、大事にしたくなる。

冷凍食品とのつきあい方

ご飯が余ったから時々冷凍。多くでき上がった手の込んだものを少し冷凍。たまに、それらをありがたく使う。そんな現代的な使い方はありだなと思いますし、私もしています。

しかし、すべて冷凍、毎日冷凍を使うという人も忙しい現代は多いんですね。「出汁《だし》からきのこ、野菜も……ねぎやしょうが、青菜も全部冷凍しています。1週間分を買い物したら、すぐにフリーザーへ……。これはいいですか？」と言われると……。

「ダメ」と言いたくない、選択は自由です。けれど、その質問をされる人は、その人のお子さんは……元気がないことがあるんです。

ぱあっと周りを明るくするようなエネルギーやオーラが不足しているような。

ご自身もそれをなんとなく自覚しかけているから、質問されるんですよね。

「ぜひ！ 生（加熱食も込み）をもっと取り入れてみて。元気になるから。元気を分けてもらえるから。全然違うので」とお伝えします。

おいしさ、色み、香り、食感はもちろん、いただいたエネルギーの違い、ふわ～っとパワーが入ってくる感じ。これがとことん違うのです。

毎日これを得ている人と、得ていない人。体も心も別物になるのは必至。

とれたて、切りたて、ゆでたて、炊きたて……「〇〇たて」って贅沢ですね♡

冷凍とは賢くつきあう。いつも頼りきりにせず、普段はフレッシュ・できたてがベター！

お母さん、休んでいいんだよ

子どもはお母さんが大好きです。とても大事に思ってくれています。

ですから、仮にお母さんが料理に手間をかけない、外食が多い、嫌々作る……としても、それを激しく非難したり、反対したりはしませんね。

お母さんがいいなら……と寄り添ってくれます。

「お母さんが忙しいなら休んでいいよ、楽なほうでいいよ」と、きっと笑って言ってくれます。

お母さんが買ってきたものは、おいしくて安全。そう信じてくれています。

子どもは天使のように優しいですね。

忙しいお母さんが、無理に、渋々、苦しみながらお料理をするということは、私も強制したくないなと思います。

食で世界を平和に、幸せにしたい、と願う私は、皆さんが軽やかに、料理も食べることも楽しんでいただきたい、と願っています。

ですから、どうやって料理が好きではない方や苦手意識がある方、時間のやりくりが難しい方に、いい気持ちで取り組んでいただけるか、はテーマの一つです。

やるといい理由をお伝えする。

やって効果を感じていただく。

やりたくなる理由をお渡しする。

そんなことを心がけています。

また、料理や食べることが好きな人には、自分や食べる人の本来の力を引き出す食べ方、調理の仕方などをお伝えして、食のパワーをさらに感じていただきたいなと思っています。

選ぶ楽しみ、作る楽しみ、食べる楽しみ……

そして、そのあとの体や心に感じる効果。

これをセットできちんと体感していただけると、皆さん、もっとお料理を身近に感じて、ハッピーな気持ちで取り組まれるのではないかなと思うのです。

がんばらなくていい。ハッピーな気持ちで
「食を選ぶ楽しみと、心と体への効果」を感じてください。

おわりに

You are what you eat.
食べ物の選択で「すべて」が変わってくる

「人は皆それぞれ最高の魅力、能力を持って生まれてくる」

と考えています。

それを最大限に使いこなすことができたら……。

たくさんの願いが叶ったり、

やりたいことが可能になったり、

自分の課題にまっすぐに向き合うことができる。

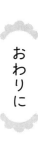

もっともっと、「自分の人生　イコール　自分のステージ」が生きやすくなる。そうすれば、一度の人生は、とても有意義で濃いものになるのではないかなと思うのです。

せっかくの能力が、体調や心の状態によって活かされないこともあります。疲れている状態では、ハイパフォーマンスを望んでも難しいことがあります。自分の力をいつも、しっかり整えて使えるようにスタンバイしておくこと。これは、「自己実現」のための大きな助けになるはずです。

そして、その心身の調整は、食事が大きな役割を占めているということ。日々、これを実感しながら食事の大切さを噛みしめています。

私自身は、駄菓子屋さんの前で育ち、お砂糖や果物が大好きで、たっぷり食べて育ちました。

30歳まではとても疲れやすく、食べることが好きなのに胃が弱く、よく胃薬を飲んでいました。

今思えば、子どもの頃、若い頃の私は本気100パーセントで生きてはいませんでした。

そう、疲れるから体力を温存しようと、がんばりすぎないようにしていたのです。

これはとても、もったいないことをした、と今となっては思います。

その時、その時100パーセントの力を出し切っていたら、数々のシーン、思い出はさらに強く輝くものになっていたのではないかと。

根が楽天的なので後悔はしていませんが、今をベストにしたい。無理な時もベターに！　と考え、これからはいつも全力で駆けていきたい。そう思っています。

それに気づかせてくれたのが、最愛の息子との出会いでした。

子どもが生まれ、食について考え直したことが大きな転機となりました。

小さくピュアで、ピカピカの臓器を持った子どもは、刺激が強いものや、その子に合わないものを与えると、体や気持ちの状態で「NO」を私に教えてくれました。

穏やかに整える。そうした食事が、子どもの強く元気な体作りと落ち着いた気持ちを作るのに本当に効果があることを毎日、子どもの食事を用意することで理解することができました。

この食事をもっと多くの方にお伝えしよう。

こんなにいいものを家族の中だけで使っておくのはもったいない。

――そんな気持ちから教室をスタートさせましたが、同じように、食事を大事にすることで子どもを見守り支えるお母さんたちに、たくさんの事例も見せていただきました。

元気、楽しい、熱中……。

これはとても素晴らしいエネルギーであり、子どももブレない。

でも、これが極端な興奮になると……。
子どもたちはとても疲れてしまったり、
不機嫌になったり、
体調を崩す。

バランスというものがいかに大切か……。

外には強い刺激があふれている現代です。その上手な使い方を知ったり、おうちでは穏やかに整える方法を心得ていたら、大きくブレることは避けられるでしょう。


おうちのご飯、の役割は大きいです。

いつもいつも家ご飯は温かく、偉大、寛大である。

そのことにたくさんのお母さんが気づかれ、ご自身の料理、食卓に自信を持っていただきたいなと思っています。

子どもはみんな天才！

それぞれが持った、唯一無二の才能、力。それを活かして思いきり人生を楽しんでほしい。

＊

わが子にも、よその子にも……世界中の子たちに、幸せな自己実現をしてほしいですね。

日々健康的で、作る人の優しさや愛情、信頼の気持ちがこもった本物の料理を食べて、みんな元気に育ってくれますように。

成長期の体に、負担にならず、のびのびと過ごせる、大きくなれる。

そんな素晴らしいエネルギーの詰まった食事が、今日も子どもたちのために用意されますように。

食べながら人からの愛を感じ、素直に受け取り、自分は幸せであることがきちんとわかっている人として育ちますように。

自然界の一員として、食べ物からのパワーも感謝して取り入れ、楽しく美味しく食べることに向き合える人生を歩んでくれますように。

サプリメントや薬がなくても絶好調！

そんな体調や心の状態を、日々の食事で作っていきましょう。

よいエネルギーを受け取った子どもたちは、きっと抜群の集中力で、やりたいこと、やるべきこと、大事なことに向き合い、成果をぐんと出しますよ！

お母さんの温かな笑顔で、言葉で、食事で……子どもは守られている！　と実感できます。

今日も「元気でいってらっしゃい！」。

上原まり子

家族の元気を引き出すために、
日々がんばっているお母さんへ

お母さんの笑顔と食事が、子どもを励まし、勇気づけるもの。
心を込めた料理で、お子さんの反応や変化を感じると、
ますます料理も楽しくなりますね。
紙面の都合でお伝えしきれなかったレシピや情報を、
読者限定無料でプレゼントいたします。

1 集中力が必要な時にもぴったり！
消化がよく頭が冴えるお弁当の作り方
小冊子（ダウンロード）

- 時間がなくてもヘルシーに美味しく作るコツ
- 前の晩のお料理がお弁当で変身!?
- お子さんが残さず食べてくる！

2 お母さんも体質改善！
家族みんなに嬉しい食事の考え方、工夫の仕方
黄金の食事法メール講座

- 忙しくても体質改善！ 美肌、ダイエット、心の安定までついてくる！
- 季節の食べ方で自然のリズムに乗る方法
- ふっくら美味しいご飯の炊き方……

大切なご自身、ご家族のために、これからも食事のパワーを
楽しく活用していかれますことを応援しています。

お申し込みはこちら

http://daidokorokakumei.com/
?page_id=6546

著者紹介

上原まり子　Natural Kitchen Laboratory
マクロウタセ代表。大学卒業後、中学校英語教諭、イタリア留学を経て、ワインやフードの資格を取得、料理の仕事を始める。一人息子の誕生をきっかけにマクロビオティックを始め、子どもの健康管理、自身の体質改善、心の安定など大きな効果を実感したことから、2006年よりマクロビオティックをベースにした料理教室をオープン。生徒数はのべ7,500人を超える。「台所から自分革命」をモットーに、セミナー、食育講座、レシピ開発、企業研修などで活躍中。著書に、『マクロビだからカンタン。ふんわりしっとりケーキ』（文化出版局）、『グルテンフリーなベジつまみ』（グラフィック社）など。

マクロウタセＨＰ
http://daidokorokakumei.com/

子《こ》どもの「集中力《しゅうちゅうりょく》」は食事《しょくじ》で引《ひ》き出《だ》せる

2018年9月1日　第1刷

著　　者　上《うえ》原《はら》まり子《こ》
発 行 者　小澤源太郎

責任編集　株式会社 プライム涌光
電話　編集部　03(3203)2850

発 行 所　株式会社 青春出版社
東京都新宿区若松町12番1号 〒162-0056
振替番号　00190-7-98602
電話　営業部　03(3207)1916

印　刷　共同印刷　　製　本　フォーネット社

万一、落丁、乱丁がありました節は、お取りかえします。

ISBN978-4-413-23097-1 C0077

付録

子どもが喜ぶ

集中力アップ 特選レシピ

集中力アップ
特選レシピ
1

玄米餅入りお味噌汁

集中力アップ！　引き締め効果抜群の味噌、根菜、玄米餅を使用。お味もボリュームもあり大満足。重くなりすぎないよう、スプラウトで軽さを加えバランスをとりました。

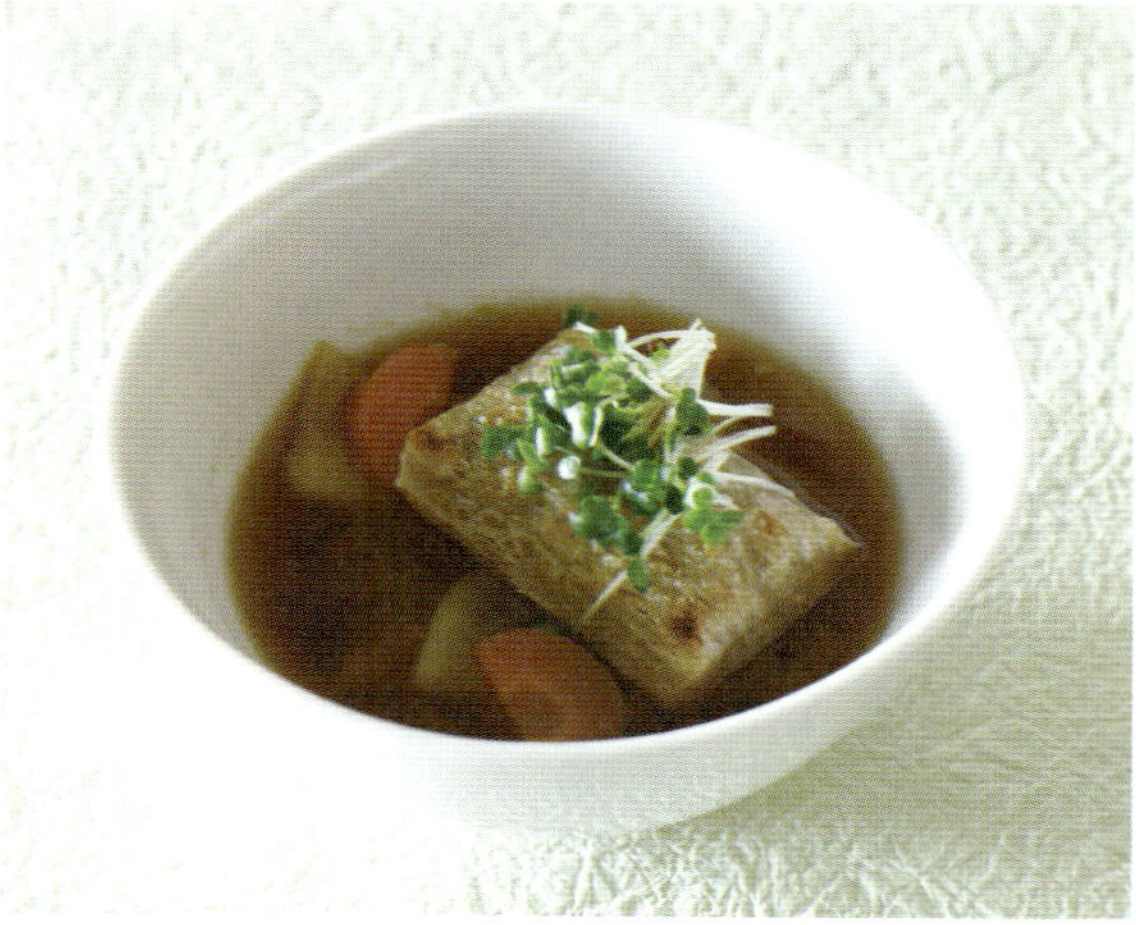

材料

昆布だし……………… 2カップ
麦味噌（または玄米味噌）
……… 大さじ1と1/2～2
（味を見て調整する）
大根……………………………50g
にんじん……………………50g
スプラウト………… 2つかみ
玄米餅……………………… 2個

作り方

1 大根、にんじんはいちょう切りにする
2 玄米餅は網で焼く
3 だしを沸騰させ、大根、にんじんを数分茹でる
4 野菜に火が通ったら味噌を溶き入れ味を調える
＊味噌の量は年齢や体調で調節する（小さな子どもは薄味が基本。レシピの目安は大人の量）
5 お椀に**4**を入れ、焼いた餅、スプラウトをのせる

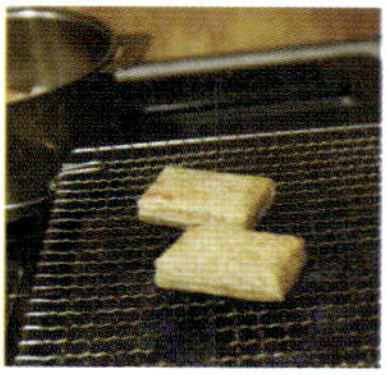

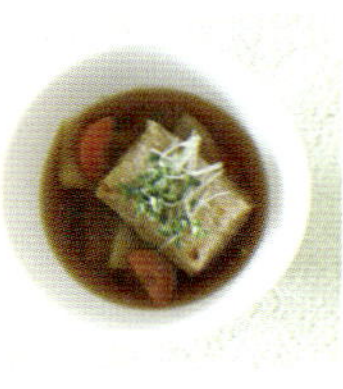

集中力アップ
特選レシピ
2

玄米焼きおにぎり

食事はもちろん、間食にもおすすめ。体が温まり頭も冴えます。そばの実は風味も食感もよく、栄養価も高い食材です。

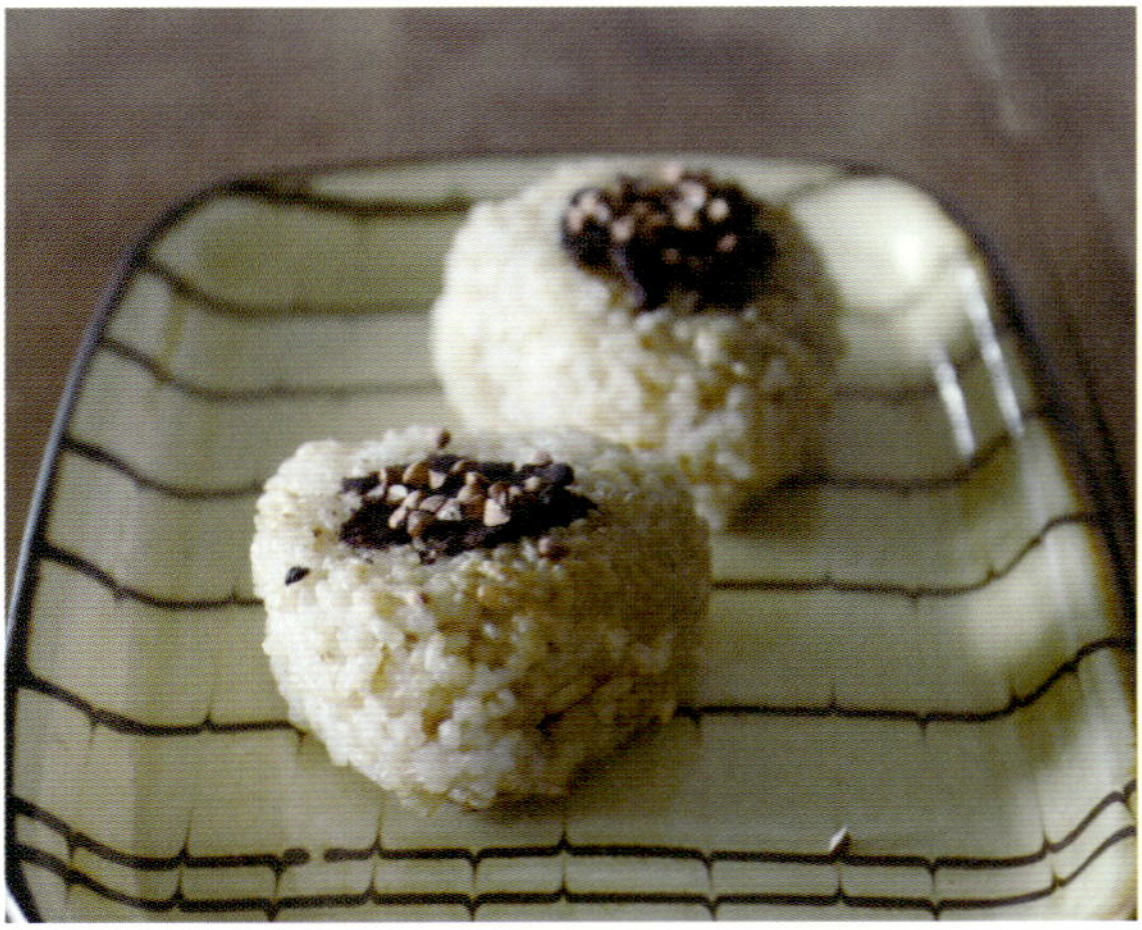

材料

玄米ご飯 …………………… 1膳
豆味噌 …………… 小さじ1/2
そばの実 …………………… 適量

作り方

1 玄米ご飯をおむすびにする（2個）
2 そばの実は乾煎《からい》りする（それだけで食べられるまで火を入れる）
3 1を網で両面こんがり焼く
4 最後に片面に味噌を塗り、上にそばの実をのせる

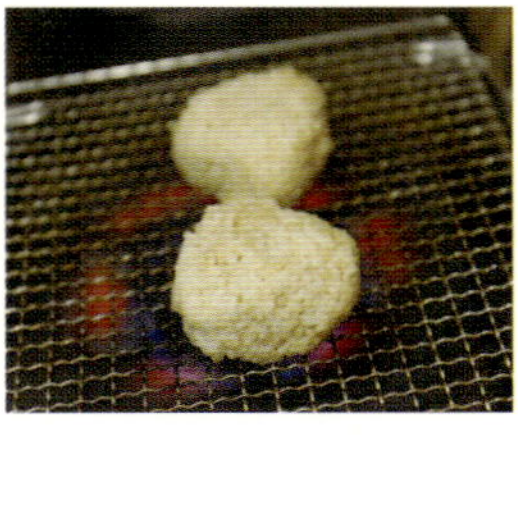

集中力アップ
特選レシピ
3

細巻き

食欲があまりない時や
食事の時間がしっかり取れない時も食べやすい細巻き。
引き締め効果のある食材でパワーアップ。

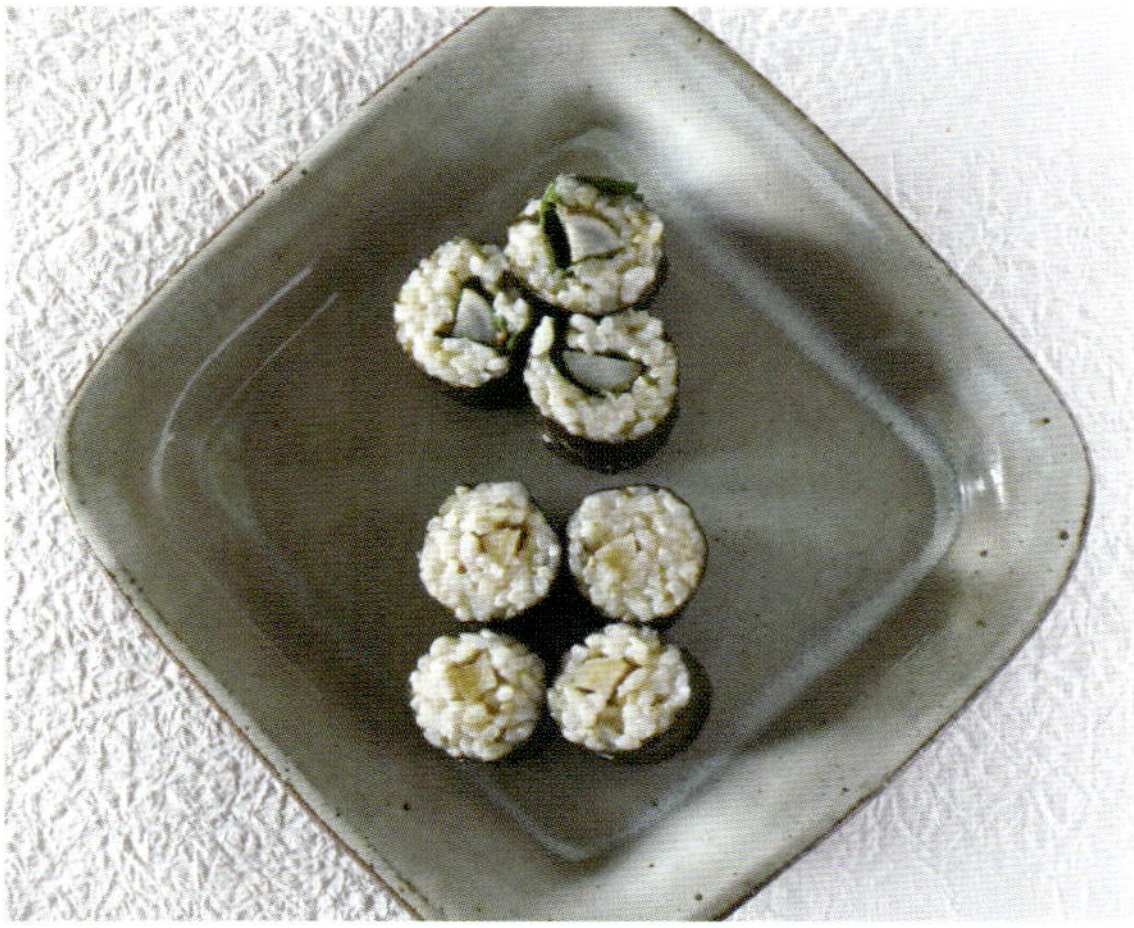

材料

玄米ご飯 ……………… 1膳分
梅酢 …………………… 小さじ1
のり ………………………… 1枚

具材A
白煎りごま ……………… 少量
たくあん …… 細くスティック状に切ったもの3本（5cm長さ）
B 別のバリエーション
ごぼうの梅煮3本、しその葉2枚

作り方

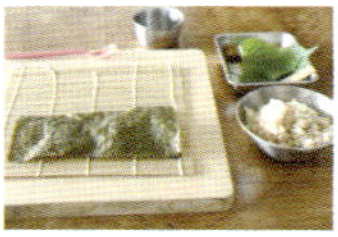

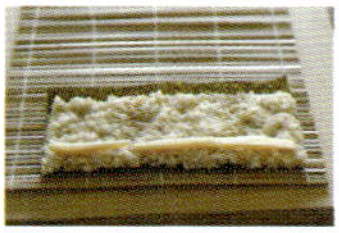

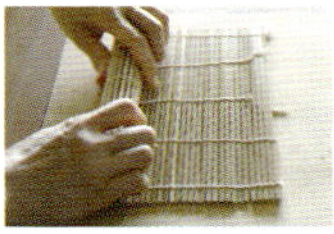

1 ご飯に梅酢を混ぜておく
2 のりを半分に切り、巻きすの上にのせる
3 **2**にご飯を薄く広げる（手前から広げ、一番奥は少し開ける）
4 具をのせてキュッと巻く（ごまを散らしたくあん・シソを2枚並べごぼうで2種類）
5 食べやすい長さ（4cmくらい）にカットする

集中力アップ
特選レシピ
4

ごぼうの梅煮

お鍋一つで簡単レシピ。10分程度で完成するのも嬉しい。歯ごたえよく仕上げてください。醤油はほんの少しだけ、が味をまとめるポイント。

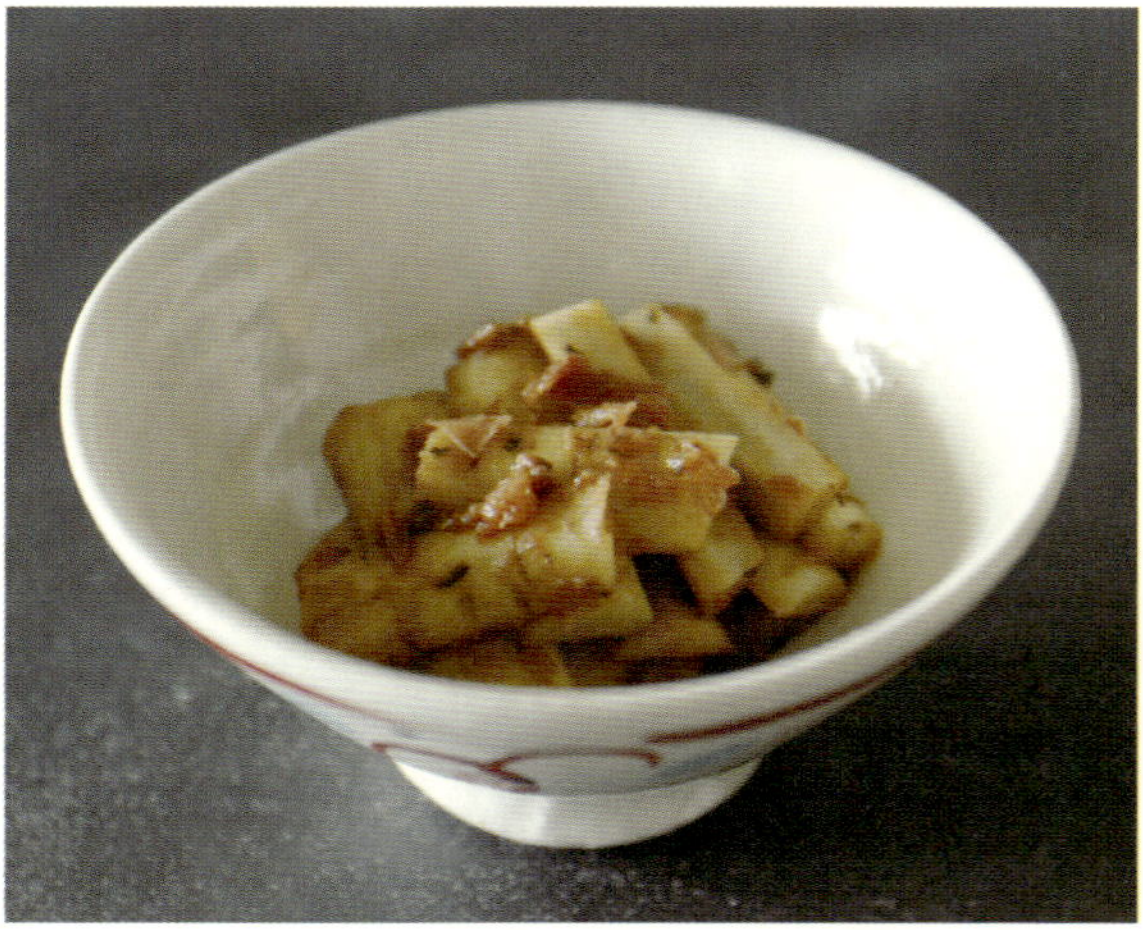

材料

ごぼう ………………………… 2本
梅干し ………………………… 2個
醤油 ………………………… 少量

作り方

1 ごぼうは5cm長さに切る。細ければそのまま、太ければ2つ～4つ割りにする

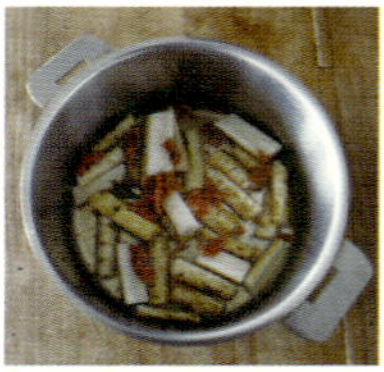

2 梅干しは種を取り軽く叩く。種は取っておく

3 鍋にごぼう、ひたひたの水、梅干しと種を入れ火にかける

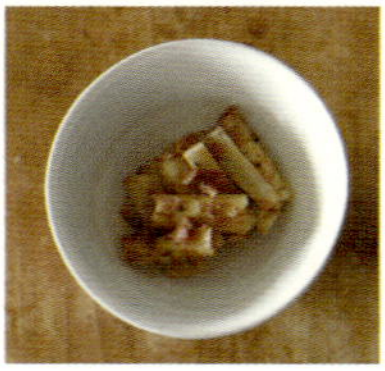

4 しばらく煮て、ごぼうに火が通り、水気がほとんどなくなったら醤油を少量回し入れ混ぜて完成。種のみ取り除く。醤油は味をまとめるためで、ほんの少しにしておく

集中力アップ
特選レシピ
5

きんぴら

千切りが命！ 細く切るには集中して。優しく炒め、重ねて煮ることで醤油だけでも甘さや複雑さが引き出せるレシピです。水を多くしないように気をつけましょう（味が薄くなります）。

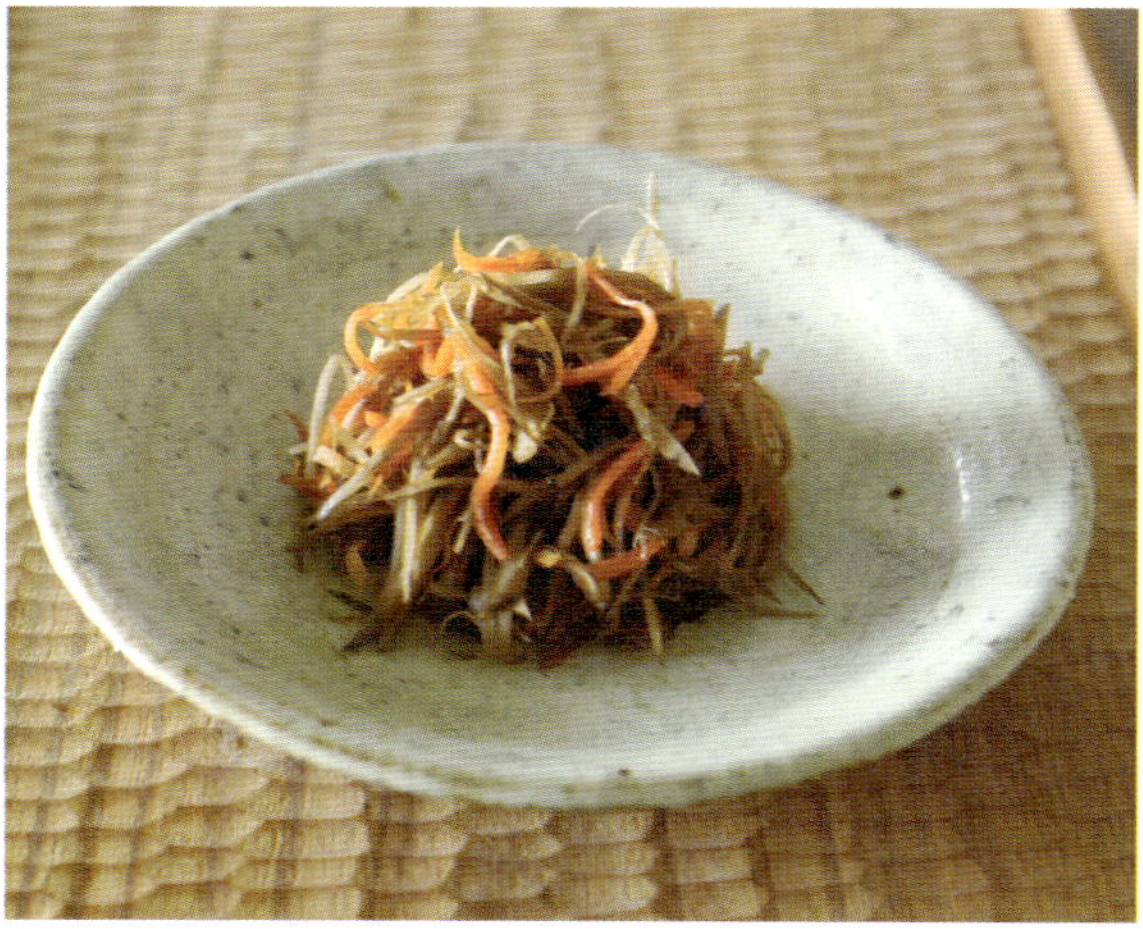

材料

ごぼう ………………………… 2本
にんじん ………………… 小1本
醤油 …… 大さじ1と1/2 ～
ごま油 ……………………… 適量

作り方

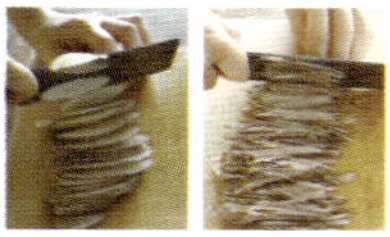

1 ごぼう、にんじんは千切りにする（とても細く切る）
2 フライパンにごま油をひき、ごぼうを炒める
3 弱火でじっくりごぼうを炒め、ツンとした香りが柔らかい美味しそうな香りになったらにんじんを重ねる（混ぜない）。ごぼうが隠れるだけの水を入れ、ふたをしてしばらく煮る

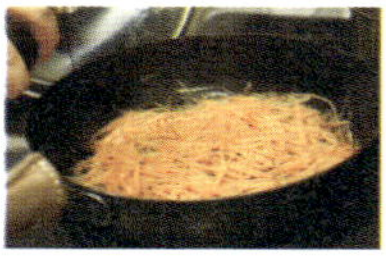

4 5～7分くらいで様子を見て野菜に火が通り水気もほとんどなくなっていたら醤油を鍋肌から入れ、ふたをして3分ほど煮る

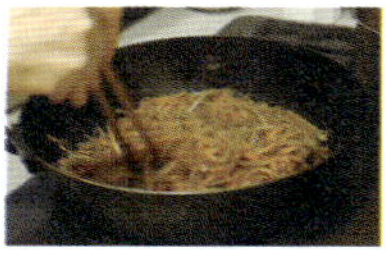

5 ふたを取って優しく混ぜて、味が調っていれば完成（足りない時は醤油を少量足して少し火にかける）

集中力アップ
特選レシピ
6

ひじきの煮物

子どもの好きなとうもろこしを入れたら夏も食べやすい！
ミネラルがとれて嬉しい一品。

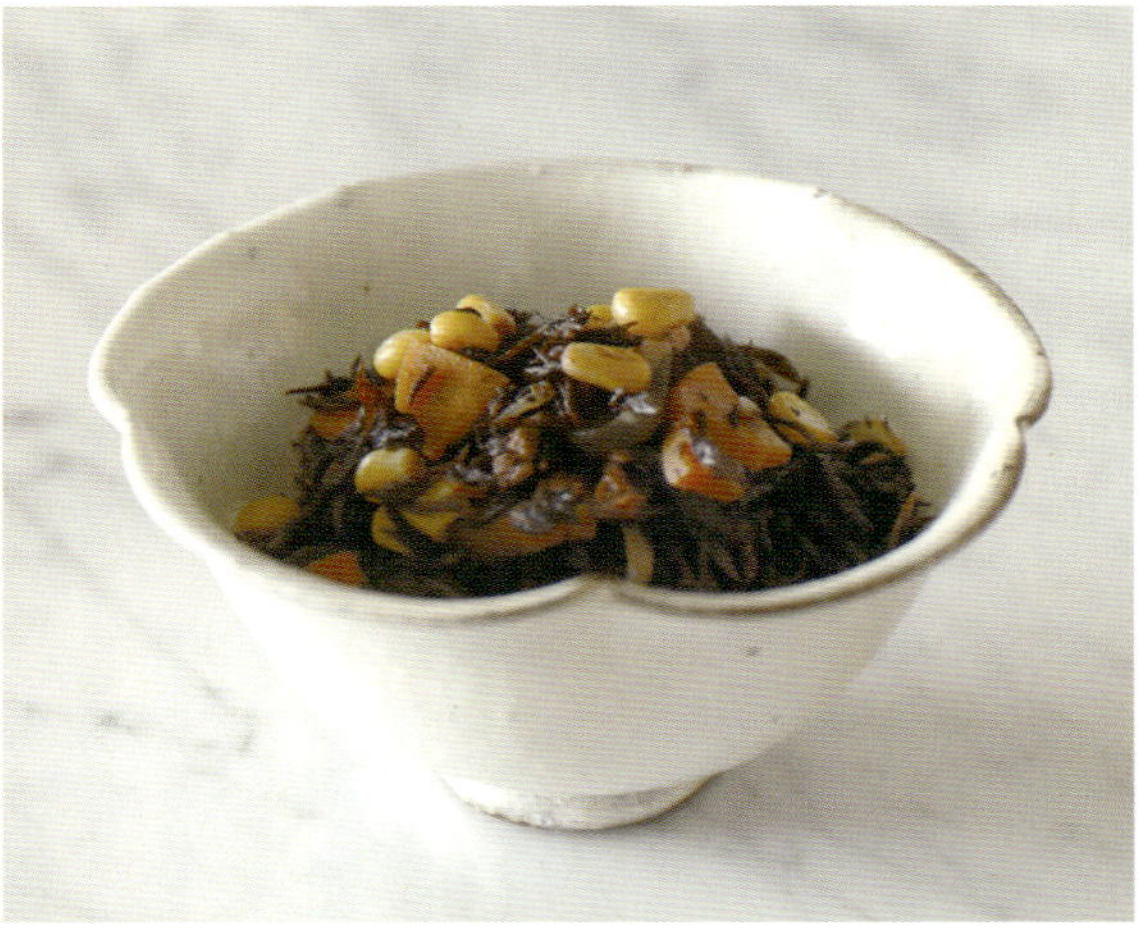

材料

芽ひじき …………………… 30g
玉ねぎ …………………… 小1個
にんじん ……………… 1/2 本
とうもろこし（粒）…… 1 個分
油揚げ …………………… 1/2 枚
醤油 ……… 大さじ1と 1/2 ～

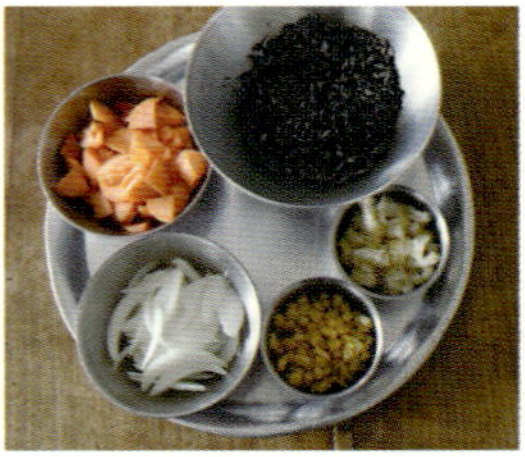

作り方

1 鍋に少量の水を入れて沸騰させ、薄く切った玉ねぎを水で炒める
2 玉ねぎが透明になったらとうもころし、短冊状に切った油揚げ、水で洗ったひじき、いちょう切りのにんじんを加え、水をひたひたまで増やす。
3 中火で煮る。沸騰したら醤油を回し入れ、時々混ぜる
4 ほぼ煮詰まったら完成

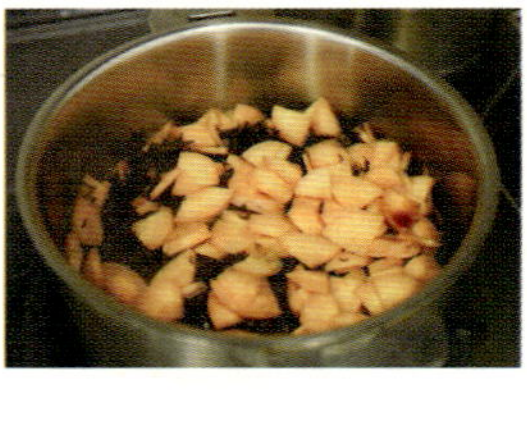

集中力アップ
特選レシピ
7

青菜の磯あえ

穏やかな軽さが体を引き上げ、バランスを整えます。
青菜はシャキッと茹で上げて。

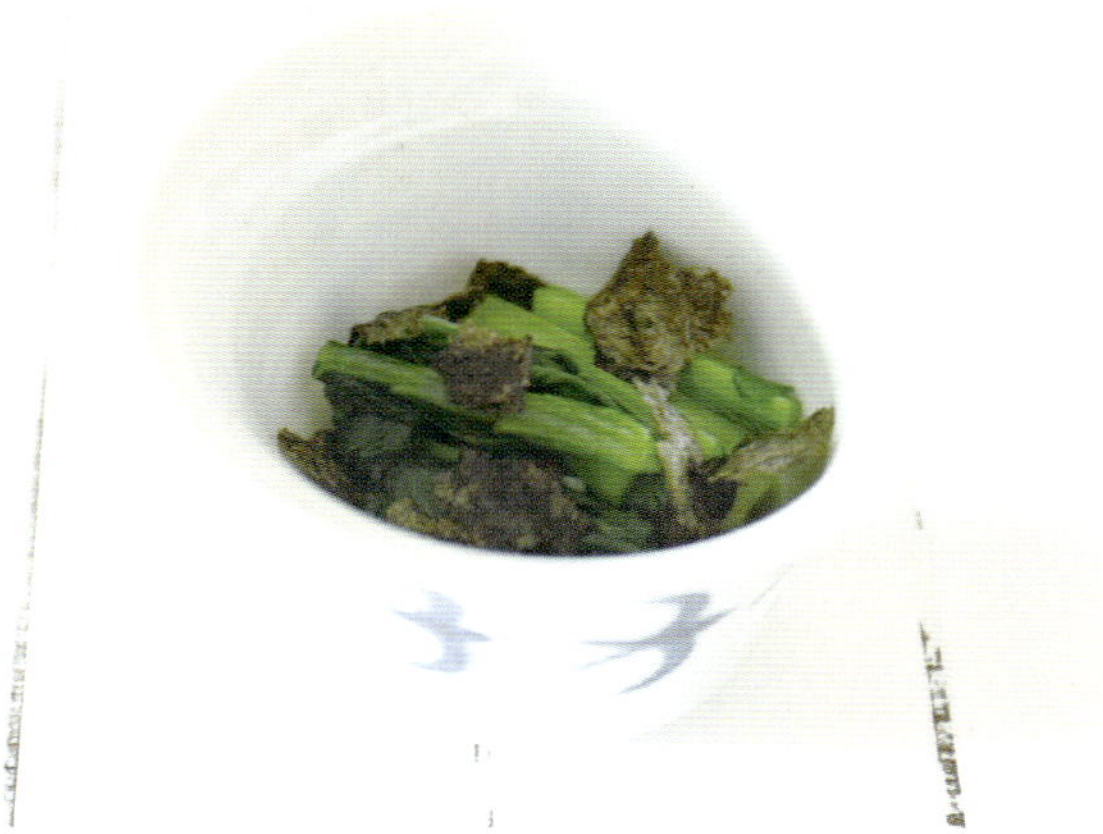

材料

小松菜 ……………………… 2本
のり ……………………… 1/4 枚
醤油 ……………………… 小さじ 1

作り方

1 小松菜を沸騰した湯でさっと茹でる（長いまま）。ざるにあげて冷まし、食べやすい長さに切る
2 1 を器に盛り、ちぎったのりをのせて醤油をかけていただく

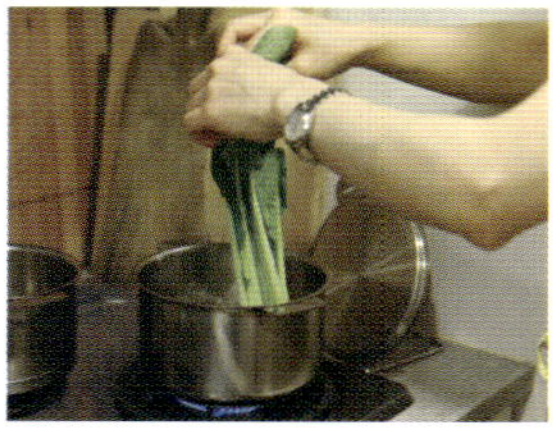

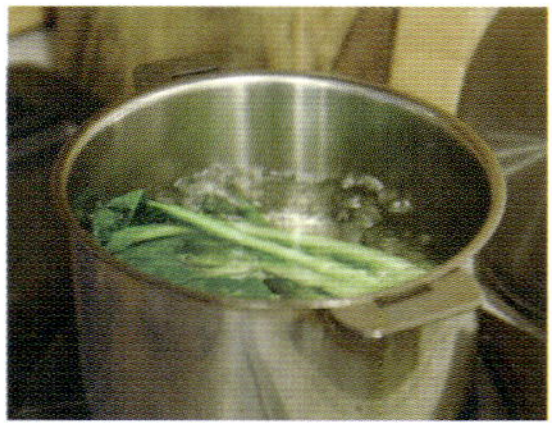

集中力アップ
特選レシピ
8

簡単大《だい》学《がく》芋《いも》

揚げずに作る簡単おやつ。お弁当のおかずにも。

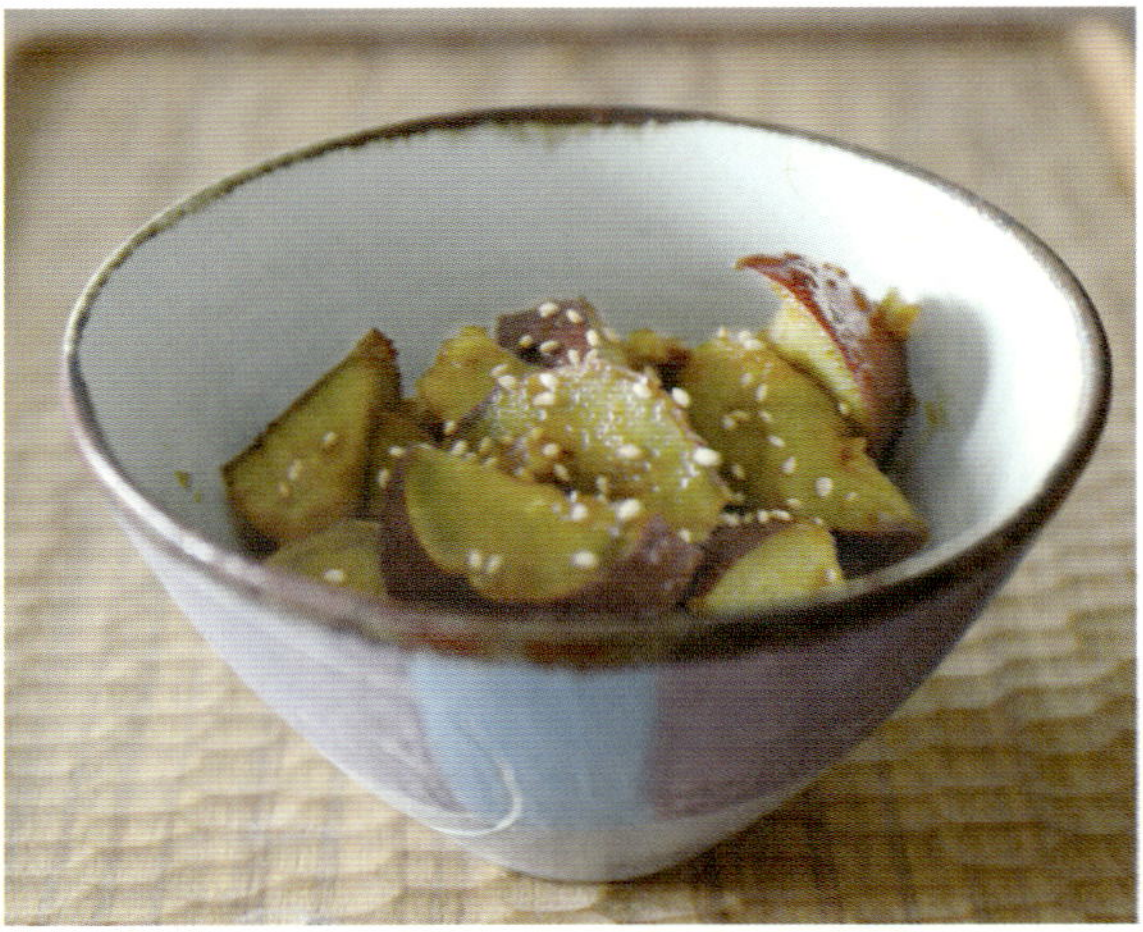

材料

さつまいも
……………… 1/2本（乱切り）
玄米水飴
………………… 大さじ1と1/2
白煎りごま ……… 小さじ 1/2

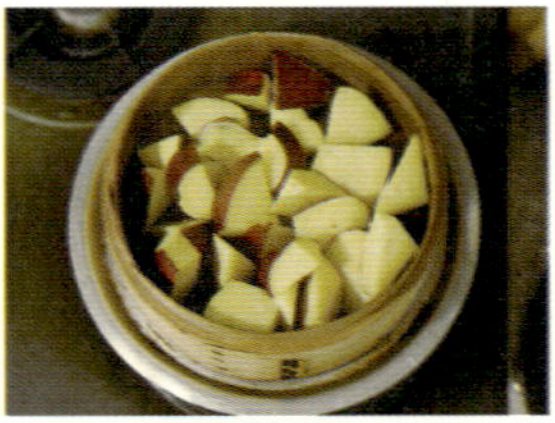

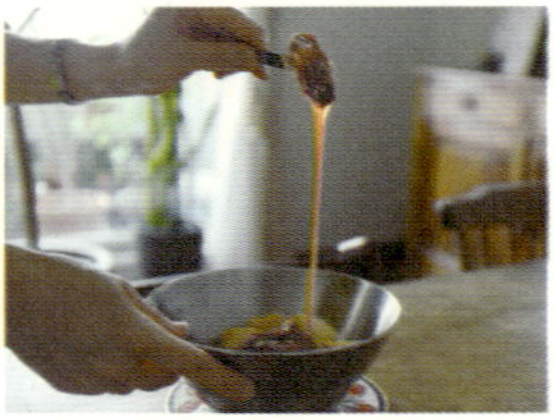

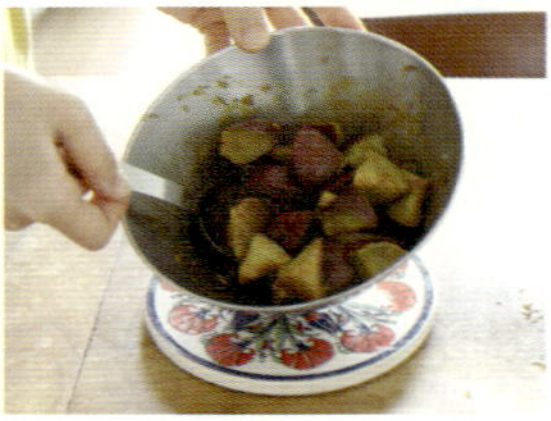

作り方

1 さつまいもを蒸す
2 蒸し上がったら熱いうちにボウルに移し、玄米水飴をからめる。白煎りごまをふる